Birgit Feliz Carrasco

Kräuter Yoga

Mit Yoga und Kräutern körperliche Beschwerden selbst behandeln

AURUM

Haftungsausschluss:
Die im Buch enthaltenen Anwendungen Übungen wurden von der Verfasserin und vom Verlag sorgfältig erarbeitet und geprüft. Eine Garantie kann dennoch nicht übernommen werden. Weder die Autorin noch der Verlag übernehmen die Haftung für Schäden irgendeiner Art. Es handelt sich hierbei um Informationen, die nicht als Diagnose, Behandlung oder Ersatz für eine medizinische Betreuung gedacht sind. Bitte befragen Sie hierzu Ihren Arzt.

ISBN Printausgabe: 978-3-95883-335-7
ISBN E-Book: 978-3-95883-336-4

Projektleitung & Lektorat: Susanne Klein, Hamburg, kleinebrise.net
Gestaltung und Satz: Tina Agard Grafik & Buchdesign, www.tina-agard.de
Druck & Verarbeitung: Westermann Druck Zwickau GmbH

www.kamphausen.media
1. Auflage 2019

Bibliografische Information der Deutschen Nationalbibliothek:
Die Deutsche Nationalbibliothek verzeichnet diese Publikation in der Deutschen Nationalbibliografie; detaillierte bibliografische Daten sind im Internet über http://dnb.d-nb.de abrufbar.

Dieses Buch wurde auf 100% Altpapier gedruckt und ist alterungsbeständig. Weitere Informationen hierzu finden Sie unter www.kamphausen.media.

Ich widme dieses Buch von Herzen all den irdischen wie überirdischen Wesen, die Heilwissen sammeln, lehren und zum Wohle der Natur und für Tier und Mensch anwenden.

„O, große Kräfte sind's,
weiß man sie recht zu pflegen,
die Pflanzen, Kräuter, Stein'
in ihrem Innern hegen."

William Shakespeare

Inhalt

Vorwort

Alles ist ein Ganzes - und weil das so ist, kann alles Natürliche einander beeinflussen und heilen. Natur und Mensch leben in einer Symbiose auf diesem Planeten - es ist heilsam, sich daran zu erinnern und die Schätze der Natur sowie altes Wissen zu nutzen, um die Gesundheit des Menschen zu fördern oder wiederherzustellen und zu erhalten und auf diese Weise die natürlichen Gaben der Mutter Erde zu ehren. Als ich 1998 begann, mich mit Yoga zu beschäftigen, erlebte ich bereits in meiner ersten Yogastunde einen erstaunlichen Heilungseffekt. Als Marketingmanagerin war ich nervlich angespannt, körperlich verspannt und permanent kränkelnd, mit entzündetem Rachen und anderen Beschwerden wie unruhigem Schlaf oder Verdauungsstörungen. Nach 90 Minuten Yoga spürte ich eine tiefe Ruhe und Zufriedenheit wie lange nicht mehr ... und ich wusste sofort, dass ich das Wunder Yoga lehren und an andere Menschen weiterschenken möchte. So ließ ich mich in den darauffolgenden Jahren als Yogalehrende und auch als Heilpraktikerin ausbilden und kehrte der Marketingbranche meinen gesundeten, aufrechten Rücken zu. Seitdem biete ich Rat suchenden, gestressten Menschen Unterstützung an, damit auch sie wieder in ein natürliches, achtsames und gesundes Leben zurückfinden.

Zwei Säulen sind meiner Ansicht nach von großer Tragkraft für ein natürliches Leben und für einen Lebensalltag mit Tiefe und Respekt für die Mitwelt. Es sind zwei Säulen, die auf mentale wie körperliche Weise den Menschen wieder spüren lassen, warum er Teil dieser Schöpfung ist und welche Verantwortung wir alle für uns selbst und unser Umfeld tragen und erfüllen dürfen: Naturheilkunde und Yoga. Beides sind Konzepte, die den Menschen in seinem Denken und Handeln bewusster machen und ganzheitlich heilen.

YOGA IST HEILUNG

... und zwar auf vielen Ebenen, die uns, die wir Yoga praktizieren und lehren, meist gar nicht gänzlich bewusst ist.

Wir spüren das augenblickliche Wohlgefühl nach einer Yogasession mit Körperübungen, Atemübungen und Entspannungsübungen und nehmen über längere Zeiträume der Yogapraxis die nachhaltige Wirkung des Yogagesamtkonzeptes auf Körper und Geist wahr. Der Effekt der Yogapraxis auf den gesamten Bewegungsapparat ist hinlänglich bekannt und rasch spürbar. Die heilsame Auswirkung auf die Organe im Inneren ist hingegen weniger bekannt und dabei doch genauso beachtenswert für ein gesundes, vitales, langes Leben, wie wir es uns wünschen.

Yoga ist wie eine Hausapotheke, die weder von Raum noch Zeit noch von finanziellen Mitteln abhängig ist, da wir Yoga jederzeit, überall und ohne Kosten für uns und unsere Heilung praktizieren können. Yoga ist zweifelsohne nicht zufällig entstanden innerhalb unserer Menschheitsgeschichte, während Menschen diverser Kulturen und Zeitalter stets auf der Suche nach einem Verständnis des großen Ganzen waren und sind.

KRÄUTER SIND HEILUNG

... weil die Gaben der Natur ebenfalls nicht zufällig entstanden sind und regional dort wachsen, wo Menschen sie zu Erhaltung oder Wiederherstellung ihrer Gesundheit benötigen. Heilpflanzen sind ebenso lebendig wie die gesamte Schöpfung, die Natur auf Erden und der Mensch. Warum also etwas Natürliches wie den menschlichen Körper vorwiegend mit etwas künstlich Erzeugtem wie chemischen Medikamenten beeinflussen und verändern? Nur weil dem modernen Menschen heute die Zeit dafür fehlt, sich mit Naturheilkunde zu befassen? Mit Sicherheit haben die Schöpferwesen diese Natur der Erde und diesen Menschen auf Erden nicht zufällig in eine Gemeinschaft zusammengefügt.

In diesem Buch habe ich meine Erfahrungen aus Heilpraxis und Yogaschule zusammengeführt, habe mein Wissen über Naturheilkunde, Kräuter und ätherische Öle und meinen Kenntnisschatz der Heilwirkungen von Yoga miteinander kombiniert, ganz so wie ich es im Alltagsleben auch mache. Und damit habe ich gute Erfahrungen gemacht, die ich gerne vielen Menschen zukommen lassen möchte. Natürlich ist es hier nicht möglich, alle Beschwerdebilder oder Erkrankungen bzw. alle Heilkräuter, Asanas und Yogapraktiken aufzuführen. So habe ich eine Auswahl getroffen, dabei vor allem häufig vorkommende Symptome aufgeführt und dargestellt, wie sie entstehen und wie wir Heilprozesse initiieren können.

Kräuterwissen ist altes Wissen, ebenso wie Yoga altes, weises Wissen ist. Vertrauen wir den Menschen, die über Jahrtausende dieses Wissen zusammengetragen haben, und ergänzen wir dieses Wissen mit unserer heutigen Bewusstheitsentwicklung, die uns alle dazu motiviert, wieder natürlicher und ganzheitlicher zu fühlen, zu handeln und im liebevollen Einklang zu leben.

„Es gibt nur eine Heilkraft, und das ist die Natur."
Arthur Schopenhauer

Alles ist ein Ganzes.

Gesundheit, Licht und Liebe wünscht
Birgit Feliz Carrasco

Warum der Körper manchmal krank wird

Warum wird der Körper krank? Dies ist eine Frage, die sich sinnigerweise jeder Mensch aus aktuellem Anlass stellen sollte, wenn man beispielsweise gerade von einem Schnupfen erwischt wurde, wenn einem die Knie Probleme bereiten, der Blutdruck höher ist, als er sein sollte, oder gar massive systemische Erkrankungen auftreten. Warum passiert mir das und warum jetzt? Antworten auf diese Fragen sind nach meiner langjährigen Berufserfahrung als Heilpraktikerin meist der erste Schritt zur Heilung.

Aus Erfahrung und durch psychosomatische Studien wissen wir, dass es oft mentale oder emotionale Gründe gibt, warum der Körper krank wird. Allerdings ist es nicht immer einfach, diese Gründe selbst beziehungsweise ohne objektive Beratung zu erkennen.

Das Wesen Mensch ist ein komplexes System aus Körper, Geist und Seele, und eine ganzheitliche Betrachtungsweise dieser Trinität zeigt auf, dass alle Vorgänge zwischen Umfeld und Körperinneren miteinander korrelieren. Als Folge dieses Zusammenspiels reagiert auch die Gesamtheit aller Anteile auf äußere Einflüsse. Es ist also nicht nur der Körper, der auf die Einwirkungen reagiert und krank wird. Medizinisch betrachtet mögen beispielsweise vielleicht Viren die Auslöser für einen Schnupfen sein – ganzheitlich betrachtet ist mitunter ein aktuelles Lebensereignis der Auslöser, der das Immunsystem zeitweilig schwächt und den Erfolg eines Virenangriffs erst ermöglicht, weil man die Nase von etwas oder von jemandem gestrichen voll hat.

Meiner Erfahrung nach sind Krankheitssymptome stets Signale des Körpers. Der Körper reagiert gegebenenfalls auf physiologischer Ebene mit Müdigkeit, zeitweiliger Erschöpfung oder eben einer Erkältung oder Erkrankung, weil der gesamte Mensch mental durch dauerhafte Leistungsanforderung eine Auszeit, ein Anhalten oder Stille braucht. Der Kopf oder unsere Erziehung zum „braven Menschen" lassen uns meinen, dass wir uns diese Auszeit nicht gönnen können, weil wir dann eben nicht mehr fleißig und brav wären. Auch spezifische Krankheitssymptome - wie zum Beispiel eine Mandelentzündung oder Augenbeschwerden - sind oft Signale, die der Körper aus Not aufgrund anhaltender Missachtung biologischer und emotionaler Bedürfnisse sendet. Er sagt damit: „Hallo! Ich bin keine Maschine und brauche eine Pause!" Die körpereigene Intelligenz weiß genau, wann ein Stopp, eine Auszeit für Tage oder gar Wochen wichtig und angebracht ist, damit sich der Organismus profund regenerieren und gesund weiterleben kann. Sollten wir unserer ureigenen Intelligenz nicht besser vertrauen?

> *„Der Mensch ist krank,*
> *weil er nie zur Ruhe kommt."*
> *Paracelsus*

Im Grunde genommen ist das Auftauchen einer Krankheit bereits der erste Schritt zur Heilung, denn damit werden ein Mangel und Fehlfunktionen spürbar und bewusst wahrgenommen statt stumm unterdrückt. Der Körper vermag durchaus auch Signale zu senden, die nicht direkt mit Bettruhe und Krankmeldung einhergehen, sondern durch wiederkehrende Schmerzen oder Symptome den Alltagsablauf behindern. Auch Signale wie Kopfschmerzen, Ohrgeräusche, erhöhter Blutdruck oder Schlafstörungen können beispielsweise aus emotionalem, innerem Druck entstehen, der über längeren Zeitraum vom rationalen Selbst nicht erkannt respektive weggedrückt oder gar geleugnet wird, um möglichst leistungsfähig zu bleiben. In früheren Zeiten, zu Beginn der menschlichen Evolution, war die Unterdrückung von Schmerz eine essenziell wichtige Überlebensstrategie, denn wer aufgrund von Schmerzen oder Verletzungen nicht mehr jagen konnte, drohte zu verhungern.

Heute finden Jagden in diesem wortwörtlichen Sinne kaum noch statt. Dennoch jagen die Menschen weiter, denn sie hetzen mit ihren To-do-Listen durch den Alltag und riskieren dabei möglicherweise wegen ihres unbewussten, genetisch-instinktiven Jagdtriebs krank zu werden. Erfahrungsgemäß bahnt sich eines Tages all der unterdrückte Stress seinen Weg und sucht sich als körperliches Ventil ein Organ oder organisches System, um gegen den anhaltenden Druck durch Krankheitssymptome warnend zu protestieren. Und hören wir dann auf die Warnung? Hoffentlich.

Wir täten gut daran, jede Erkrankung als eine Kommunikationsform zwischen Körper und Geist anzuerkennen, auf die wir bewusst hören sollten und die wir verstehen können. Ich habe die Erfahrung mit vielen Patienten und Patientinnen und auch bei mir selbst gemacht, dass die Praxis des Yoga eine wundervolle Art ist, diese Sprache zu kultivieren, denn Yoga hilft, sich selbst physisch wie mental genauer kennenzulernen, und bringt uns dazu, die Stimme unseres Körpers rechtzeitig wahrzunehmen.

Naturheilkundige, Ärzte und Mediziner zu allen Zeiten und aus allen Kulturen haben sich stets bemüht, die Ursache einer Erkrankung zu diagnostizieren, um probate Heilmittel und wirkungsvolle Heiltherapien zur Gesundung des Menschen einzusetzen. Das Zeitalter des Erwachens, in dem wir uns heute befinden, ist eine Zeit, in der Bewusstheitsentwicklung und spirituelle Erkenntnis leichter zu uns kommen als jemals zuvor. Und deshalb ist die Einbeziehung der emotionalen und mentalen Verfassung eines Patienten heutzutage nicht nur angemessene medizinische Pflicht, sondern führt auch zu einer adäquaten und wirkungsvollen Therapie.

Wir entwickeln uns zunehmend zu wacheren Menschen und nehmen uns - auch dank der weitverbreiteten Praxis von Yoga und Meditation - nun nicht mehr nur als rein feststoffliche, sondern zunehmend auch als feinstoffliche, empfindsame Wesen wahr. Allmählich wird uns klar, dass es eine sichtbare und eine unsichtbare Welt gibt und dass wir nicht nur aus Materie, dem Körper und Verstand bestehen, sondern multidimensionale Wesen sind und auch entsprechend agieren können. Mit diesem einstmals esoterischen und nun verbreiten Wissen wird unsere Existenzform umfangreicher, und so ist ein ganzheitlicher Heilungsansatz, bei dem unter anderem auch feinstoffliche Energien einbezogen werden, schlüssig und genau betrachtet auch unabdingbar, um Krankheitssymptome in der heutigen Zeit nicht immer wieder aufflammen zu lassen, sondern Heilung profund auf allen Ebenen des menschlichen Seins zu initiieren.

*„Müsset im Naturbetrachten
immer eins wie alles achten:
Nichts ist drinnen, nichts ist draußen;
denn was innen, das ist außen."*
Johann Wolfgang von Goethe

Wenn wir krank werden, kann damit eine interessante Kommunikation zwischen Geist und Körper beginnen. Lauschen wir also künftig der inneren Stimme.

Wie wir uns selbst heilen können

Der Heilungsprozess ist ein wunderbarer Vorgang und doch kein Wunder. Selbstheilung geschieht durch eine innere Kraft, die durch einen Bewusstseinsprozess ausgelöst und verstärkt wird. Im ersten Schritt geht es darum, sich zu erinnern, wie herrlich reich die Schöpfung die ganze Natur und auch den Menschen ausgestattet hat: perfekt und ohne Makel. Und zur Perfektion gehört auch die Fähigkeit zur Regeneration. Diese Fähigkeit zur Erholung und Selbstheilung ist wirklich erstaunlich und überall in der Natur zu finden. Ein Baum verschließt seine Rinde nach Verletzungen oder Astverlusten aus sich heraus wieder, er lässt seine Baumrinde heilen. Die Haut von Tieren oder Menschen heilt ebenso wie die Rinde eines Baumes, denn jeder Körper vermag Zellen nachwachsen zu lassen.

*„Nicht der Arzt heilt, sondern die Natur.
Der Arzt kann nur ihr getreuer Diener
und Helfer sein, er wird von ihr,
niemals aber die Natur von ihm lernen."*
Hippokrates von Kos

Wie im Kleinen so im Großen vermag der Mensch sich selbst zu heilen, wenn er seinen Erkrankungen Aufmerksamkeit und deren Heilungsprozessen bewusste Energie zukommen lässt. Selbst eine Schnittwunde am Finger heilt schneller, wenn man bewusst Gedanken der Heilung darauf verwendet und zusätzlich mit liebevoller Zuwendung beispielsweise Calendulaöl aufträgt, das nach traditionellen Rezepturen hergestellt oder selbst zubereitet wurde.

REZEPT

Calendulaöl für Hautwunden oder Narben

- Eine Handvoll Ringelblumenblüten (Calendula) zur Mittagszeit ernten (die Blüten dürfen nicht nass sein) oder getrocknete Blüten verwenden.
- Blüten in ein sauberes Schraubglas geben.
- Bio-Oliven- oder Sonnenblumenöl darübergießen.
- Glas verschließen, etikettieren und datieren.
- Drei bis vier Wochen ziehen lassen, dabei mehrmals täglich schütteln.
- Anschließend das Öl durch ein feines Sieb, Papierfilter oder sauberes Leinentuch von den Blüten trennen und das Öl in einem sauberen Glas mit neuem Etikett aufbewahren.
- Das Öl kann sparsam direkt auf Hautwunden oder Narben aufgetragen werden oder mit Lanolin und Bienenwachs weiter zu Salbe verarbeitet werden.

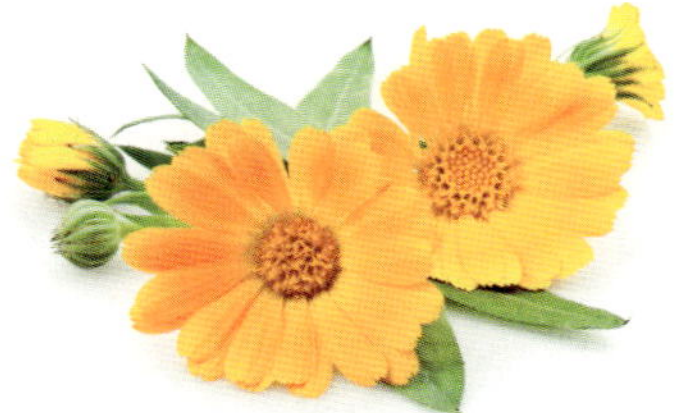

Der Mensch ist ein sehr hoch entwickeltes Wesen, und wir können nahezu alles erreichen, sobald wir aufhören, alles Lebendige nur als grobstoffliche Materie mit physiologischen Funktionen zu betrachten. Wenn wir beginnen, uns an unsere inneren heiligen Kräfte, an unsere feinstofflichen Energien, zu erinnern, verstärkt sich unsere Kraft - auch dafür ist die Praxis von Yoga segensreich. Jeder Mensch ist mehr als sein Körper und jeder Mensch ist selbst sein größter Heiler. Und sogar dann, wenn die klassisch-medizinische Hilfe eines Arztes vonnöten ist, ist die Aktivierung der persönlichen Selbstheilungskräfte eine ideale Unterstützung für die gängigen Therapien. Was also ist zu tun, um die Selbstheilungskraft zu aktivieren?

- Signale des Körpers wahrnehmen und respektieren.
- Individuelle Reaktionsmuster auf Begebenheiten des Alltags kennenlernen.
- Gefühle erlauben statt wegdrücken; ihnen mehr Aufmerksamkeit verleihen, statt dem Verstand alle Macht zu überlassen.
- Psychosomatische Kenntnisse aneignen und organisch-emotionale Verbindungen kennenlernen.
- Selbstvertrauen und Zuversicht stärken sowie eine generell positive Lebenseinstellung kultivieren.
- Unser Wesen als heilige Intelligenz und Ganzheit aus Körper, Geist und Seele erkennen und ehren.

Dieses Buch thematisiert gewöhnliche, allgemein verbreitete Beschwerdebilder. Anhand dieser Körperthemen kann jeder und jede Betroffene einen Einstieg in eine natürliche Hausapotheke aus Heilkräutern und Yoga finden und ausprobieren, diese beiden Helfer mit der Kraft des individuellen inneren Heilers zu kombinieren. Wer so beginnt, wird für die darauf folgende Zeit einen interessanten wie weisen Bewusstseinsprozess initiieren. Auch bei mir hat es einige Jahre gedauert, um zu verstehen, warum und wann ich krank wurde. Auch meine Patienten und Patientinnen machen diesen Prozess durch und beginnen, allmählich anders zu fühlen und zu handeln. Nach und nach versteht man, warum eine Erkrankung jetzt im Leben erscheint und was es anhand der Signalsprache Krankheit zu begreifen und vor allem zu erlösen gilt. Das Schöne dabei ist: Schritt für Schritt wachsen auf diesem Weg Selbstvertrauen, Selbstzutrauen und die Erkenntnis, dass Zeit, Ruhe und Selbstliebe qualitativ sehr hochwertige und erhabene Heilmittel sind ... und dass wir uns selbst heilen können.

Wie Kräuter und Yoga miteinander harmonieren

Das Zusammenspiel von Kräuterheilkunde und Yoga ist erstaunlich, aber nicht überraschend. Die harmonische Synergie der Komponenten liegt in der Natürlichkeit beider Lehren verborgen, die auf altem, weisem Wissen beruhen und die, wenn sie wiederbelebt werden, gemeinsam ihre Wirkkräfte potenzieren. Natürliche Medizin aus Kräutern unterstützt einerseits die Selbstheilungskraft, sie fördert andererseits aber auch die Akzeptanz der Tatsache, dass man erkrankt ist. Chemisch-medikamentöse Eingriffe fördern auf subtiler Ebene eher den Widerstand gegen eine Erkrankung, die man schnell weghaben möchte - so wird die göttliche Intelligenz und natürliche Selbstheilungsfähigkeit abgekappt statt gefördert und der Geist mit seiner eigentlich hochwertigen und sehr nützlichen Aufmerksamkeit fehlgeleitet. Kräuter aus der Natur sind - ebenso wie der Mensch - im natürlichen Kreislauf der Schöpfung symbiotisch eingebunden. Heilpflanzen und Menschen unterstützen einander auf natürliche Weise. Yoga rundet diese Zweier-Harmonie aus Pflanze und Mensch als dritte Schwingung ab. Die Yogapraxis ist hierbei sozusagen die wohlige Decke, die uns umhüllt.

Kräuterheilkunde ist ein jahrtausendealtes Wissen um die natürlichen Wirkungen, die die Pflanzenwelt von jeher dem Menschen in seiner Umgebung dargeboten hat und die von ihm neugierig ausprobiert und erforscht wurden. Die Yogalehre ist ebenfalls aus einer natürlichen Neugierde entstanden, die zunächst philosophische Erklärungen suchte, wie das Leben entstanden und gediehen ist. Später wurde aus dieser Neugierde ein natürliches Bewegungsbedürfnis mit der verfeinerten Zielsetzung, nicht nur den Geist durch Meditation, sondern auch den Körper durch bestimmte Bewegungsformen, d. h. mit der Praxis von Asanas, gesund zu erhalten. Beide Lehren - Kräuterkunde wie Yogawissen - berücksichtigen die heilige Ganzheit des Menschen aus Körper, Geist und Seele, die während des irdischen Lebens untrennbar miteinander verbunden sind und im Falle einer Erkrankung auch untrennbar voneinander zu heilen sind.

Naturheilkunde und Yoga sind beide holistische Gesundheitslehren, die sich gegenseitig ergänzen und dabei den ganzen Menschen im Kontext der gesamten Schöpfung betrachten. Denn was passiert, wenn wir erkranken? Wir sind vorübergehend nicht mehr an unserem angestammten Platz innerhalb des großen Ganzen, sondern stehen im wahrsten Sinne des Wortes neben uns. Und ist das eigentlich schlimm? Ist eine Erkrankung nicht genau betrachtet ein sinnvoller Perspektivenwechsel, zu dem der erkrankte Körper uns zeitweilig auffordert oder gar zwingt? Meiner Erfahrung nach dient eine etwas distanzierte Betrachtung der eigenen Lebensvorgänge und der aktuellen Erlebnisse stets dazu, sich selbst besser kennenzulernen und sich von einer Metaebene aus zu betrachten. So entstehen wichtige wie hilfreiche Erkenntnisse – und das ist wohl der Sinn unserer Inkarnation auf Erden: das Sammeln von reichhaltigen und vielschichtigen Erfahrungen und Erkenntnissen, die unsere Seele dann nach dem körperlichen Tod in die Urquelle des Lebens einspeist, damit die Erfahrungen allen und allem zugutekommen.

Die ehrenwerten Lehren der Kräuterkunde und des Yoga dienen heute dazu, neue Brücken zu bauen zwischen Tradition und Moderne, wobei Letztere heute eher von einem rein rationalen, faktischen Wissen geprägt ist. Die bereits seit etlichen Dekaden anhaltende rationale Ausrichtung im Denken und Handeln tut dem Menschen offenkundig nicht so gut. Wie wären sonst der rapide Anstieg sogenannter Zivilisationserkrankungen, wie z. B. Rückenleiden, sowie psychologische Krankheitsbilder zur erklären, die offenkundig die Menschheit trotz umfangreicher moderner Medizinwissenschaft stetig fester umklammern?

Die Überlieferungen der Yogalehre und der Kräuterkunde sind noch ohne Verstandesfixierung entstanden und beruhen auf Erfahrungswissen, das über Jahrtausende gesammelt und weitergegeben wurde. Die Erkenntnisse und Empfehlungen des Ayurveda, der traditionellen indischen Heilkunst (das Sanskritwort bedeutet wörtlich „Das Wissen vom Leben") und die Heillehren der Traditionellen Chinesischen Medizin stehen hier exemplarisch als Vorbild für Heilwissen aus fernen Kulturen. Jedoch auch hier, in Europa, verfügen wir über einen reichen Erfahrungsschatz in Bezug auf Kräuter und Heilmittel, der zurückreicht bis zur keltischen Kultur, zu den „alten Griechen" oder zu Zeitaltern der Alchemie. Namhafte Wegbereiter der traditionellen europäischen Naturheilkunde sind die Universalgelehrte Hildegard von Bingen (1098–1179) oder Paracelsus (1493–1541), der im Mittelalter mit seiner alchemistischen Denkweise und mittels spagyrischer Pflanzenheilkunde ein bekannter wie anerkannter Arzt war. Arzneimittelfirmen wie beispielsweise Soluna und Phönix haben sich der spagyrischen Lehre, Heil- und Herstellungsweise verschrieben und stellen noch heute sehr wirkungsvolle Tropfen nach alten, mystischen Rezepturen her. Weitere glanzvolle Personen sind allesamt studierte Ärzte, wie Samuel Hahnemann (1755–1843), der Begründer der Homöopathie, und Wilhelm Heinrich Schüßler (1821–1898), der die Therapie mit den sogenannten Schüßler-Salzen entwickelte, sowie Edward Bach (1886-1936), der sich explizit mit Verbindungen zwischen Gemütsverfassung und Erkrankungen befasste und mit seinen Bachblüten erstmals Essenzen kreierte, die psychosomatische Zusammenhänge berücksichtigen. Der französische Parfümeur René-Maurice Gattefossé (1881-1950) gilt als Begründer der neuzeitlichen Aromatherapie, weil er entdeckte, dass und wie Wunden, Fieber und Schmerzen sich mit ätherischen Ölen hilfreich behandeln lassen. Nicht zuletzt sind aus der anthroposophischen Weltanschauung nach Rudolf Steiner (1861-1925) moderne wie auch natürliche Arzneien hervorgegangen, die auch heute noch von Firmen wie beispielsweise Wala oder Weleda sorgfältig und nach ethischen Maßstäben hergestellt und stets weiter erforscht werden.

SO WIRKEN HEILKRÄUTER AUF DEN KÖRPER

Jedes Kraut hat spezifische Wirkungen auf den Organismus. Olfaktorische oder biochemische Inhaltsstoffe werden vom Körper auf verschiedenen Wegen aufgenommen und im System verbreitet. Ätherische Öle und Kräuterauszüge wirken allgemein funktionsunterstützend, durchblutungsfördernd und bakterien- oder virenhemmend. Je nachdem, welche Inhaltsstoffe vorwiegend in Pflanzen und Kräutern enthalten sind, weiß man heute um deren Wirkweise:

- Alkaloide wirken schmerzlindernd, betäubend, aber auch aufputschend sowie halluzinogen und sind hoch dosiert giftig.
- Bitterstoffe wirken verdauungsfördernd, aktivieren Speichel- und Magensaftproduktion, steigern die Leberfunktion sowie Gallenproduktion und fördern zudem die Blutzellenbildung.
- Flavonoide sind gefäßschützend, krampflösend und in Bezug auf das Blut gerinnungshemmend; außerdem wirken sie Wassereinlagerungen entgegen.
- Gerbstoffe wirken zusammenziehend auf alle Gewebe und blutstillend; sie sind kreislaufstärkend sowie bakterienhemmend.
- Saponine wirken entzündungshemmend, schleimlösend und regen die Sekretproduktion der Körperdrüsen an.
- Schleimstoffe wirken reizmindernd, einhüllend und regen die Verdauungsvorgänge an.

„Es gibt kaum zwei Pflanzen, die denselben Geruch haben, und wir können wohl annehmen, dass auch jede eine besondere Wirkung haben muss."

Sebastian Kneipp

SO WIRKT DIE PRAXIS VON YOGA-ASANAS AUF DEN KÖRPER

Jede Yogastellung hat wie jedes Heilkraut spezifische Heilwirkungen sowie eine allgemein positive Wirkung auf den Organismus des Menschen.

- Muskeln werden gedehnt und gestärkt.
- Gelenke und Wirbelsäule werden geschmeidig gehalten.
- Herz- und Kreislauffunktionen werden harmonisiert.
- Alle Anteile des Nervensystems werden balanciert.
- Jedes innere Organ wird in seiner Funktionsweise optimiert.

Yoga und Kräuter halten alles bereit, um den Menschen auf allen Ebenen seines Seins gesund zu erhalten und um individuelle Genesungsprozesse zu fördern. Die gemeinsame Anwendung der Erfahrungsschätze des Yoga und der Kräuterkunde stellen das Selbst und seine natürliche, heilige Selbstheilungskraft in den Mittelpunkt. Auf diese harmonische Art und Weise unterstützen Kräuter und Yoga den Menschen von heute in seinem sehnsüchtigen Bemühen um ein langes und gesundes Leben.

Wie das Buch genutzt wird

Einige Hinweise zur Nutzung des Buches sind wichtig, denn es geht um Sorgsamkeit und Selbstliebe bei der Anwendung von Heilkräutern und Yogaübungen. Meine Empfehlungen in diesem Buch habe ich ebenso sorgfältig und mit Liebe zu beiden traditionellen Lehren zusammengestellt, auf dass sie der Förderung der Gesundheit dienlich sein mögen. Die vorgestellten Körperthemen betreffen viele Menschen und sind Symptome, die allgemein häufig vorkommen. Dennoch sind jeder Mensch und jede Erkrankung sehr individuell. Für spezifische Erkrankungen gibt es selbstverständlich auch naturheilkundliche und yogische Heilungsunterstützung, die jedoch individuell mit einem Heilpraktiker, einer naturheilkundigen Ärztin und Yogalehrenden persönlich besprochen werden sollten.

Generell empfehle ich zu bedenken: Naturheilkundliche Behandlungen bedürfen der Geduld und oft längerer Anwendungszeiten im Gegensatz zu allopathischen, chemischen Produkten und Therapien, die zwar Symptome schnell abkappen, aber oft nicht profund ausheilen.

Sorgsamkeit, Selbstliebe und Geduld sind die drei Schlüssel zur erfolgreichen Anwendung jedweder Naturmedizin. Bei der Anwendung aller im Buch empfohlenen Tipps bitte ich, keinen Wow-Effekt mit sofortiger Wirkung zu erwarten. Naturheilkunde wirkt in liebevoller Kooperation mit der Zeit, jenem wertvollen Gut, das den Menschen der Moderne so auffällig fehlt.

> „Das grundlegende Prinzip
> der Medizin ist die Liebe."
>
> Paracelsus

Neben Sorgsamkeit, Selbstliebe und Geduld empfehle ich noch eine vierte Fähigkeit: Achtsamkeit mit sich selbst. Diese Achtsamkeit mit sich selbst ist besonders wichtig bei der Ausführung der Yogaübungen. Zum Beispiel wenn der Körper ein empfohlenes Asana nicht ausführen kann, weil diese Übung zu schwierig oder aktuell während einer Erkrankung zu anstrengend ist, sollte der Körper zu nichts gezwungen werden. Zwang ist der Gegenspieler der Gesundheit beziehungsweise der Wiederherstellung der Gesundheit.

Folgendes bitte ich die Leser und Leserinnen dieses Buches zum Thema Kräuter zu beachten:

1. Alle Kräuterempfehlungen, Mengen- und Zubereitungsangaben in diesem Buch sind für erwachsene Menschen ausgelegt. Kinder können natürlich auch mit Kräutergaben behandelt werden, diese sollte jedoch ein naturheilkundiger Kinderarzt rezeptieren.
2. Gleiches gilt für schwangere Frauen, die Kräuter nur in Absprache mit gynäkologischen Fachärzten oder Hebammen zu sich nehmen sollten.
3. Kräuter tragen hochqualitative Wirkstoffe in sich, die bei Überdosierung ebenso giftige Reaktionen wie bei chemisch nachgebauten Medikamenten hervorrufen können.
4. So Allergien gegen bestimmte Kräuter oder Gräser bekannt sind, werden diese natürlich nicht angewendet. Falls Allergien auftreten, müssen die Kräutereinnahmen oder -anwendungen abgesetzt werden.
5. Wie bei Medikamenten sollten auch Kräuter nicht in Daueranwendung genutzt werden. Empfehlenswert sind - je nach Körperthema - einige Tage oder Wochen (bis maximal drei Monate der Anwendung), um eine Wirkung zu erzielen. Nach einigen Wochen Anwendungspause kann man beispielsweise die wohltuenden Kräutertees wieder zu sich nehmen.
6. Die Kräuter sollten als Tees in Form von Abkochungen oder Kaltauszügen sowie als Tinkturen oder als Öle oder Salben angewendet werden. Die Rezepte und Zubereitungsform sind jeweils angegeben und bitte sorgsam zu beachten.
7. Zur Erwärmung der Tees oder des Teewassers bitte keine Mikrowelle benutzen, sondern das Wasser in einem Kessel oder Wasserkocher erhitzen.
8. Wer Kräuter zur Verwendung selbst sammeln oder anbauen möchte, findet viele Tipps dazu im Internet oder kann sich einer fachkundig geführten Kräuterwanderung in der Umgebung des Heimatortes anschließen. Bezugsquellen für Kräuter und anderes sind im Anhang aufgeführt.

Folgendes bitte ich die Leser und Leserinnen dieses Buches zum Thema Yogapraxis zu beachten:

1. Alle empfohlenen Yogaübungen sind für Geübte und auch Anfänger geeignet, so sie achtsam ausgeführt werden. Manche Asana-Anleitungen sind in Varianten aufgeteilt, von denen Variante 1 stets die leichter auszuführende ist.
2. Um die Muskulatur des Körpers vor der Praxis der empfohlenen Asanas etwas zu lockern, dehnen und aufzuwärmen, ist zu Beginn jeder kleinen

Yogasession die sanfte Ausführung von „Katze", „Pferd" und „Hund" (wie im Rücken-Flow auf Seite 61 beschrieben) dienlich.

3. Jedem Körperthema sind jeweils drei Übungsempfehlungen zugeordnet, die einzeln oder zusammen (je nach Körperkonstitution und je nach aktuellem Krankheitsgefühl) praktiziert werden können. Dabei ist die angegebene Reihenfolge einzuhalten.
4. Sorgfältigkeit bei der Ausführung der Asanas ist essenziell, ebenso wie Eigenliebe und Achtsamkeit darauf, wie weit oder wie lange der Körper heute, mit dem aktuellen Körpergefühl, die Yogaposition ausführen und halten möchte.

„Es soll und muss nun der Arzt aus der Natur hervorgehen und in ihr und von ihr lernen, und außer ihr gibt es nichts, denn alles ist aus und in der Natur."

Paracelsus

Ich freue mich, wenn die Leser und Leserinnen meine Empfehlungen als kleine, griffbereite Hausapotheke ansehen und als solche nutzen. Bei länger andauernden Symptomen bitte ich darum, den Rat von Fachkundigen zu suchen und wahrzunehmen. Für Fragen stehe ich gerne zur Verfügung und bitte um E-Mail-Zuschriften an *hello@birgitfelizcarrasco.com.*

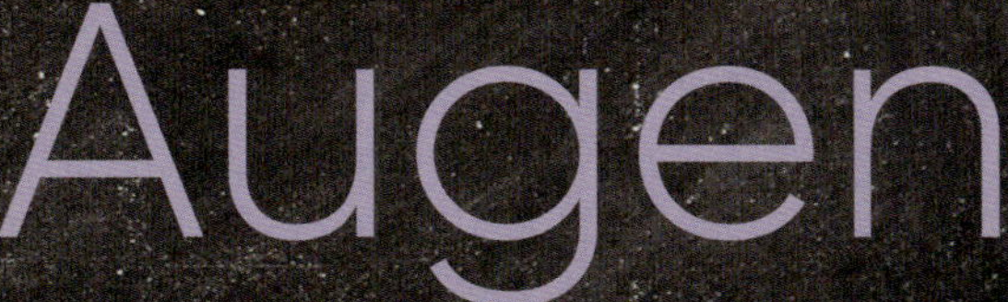

Augen

Mit Yoga und Kräutern die Augen ehren

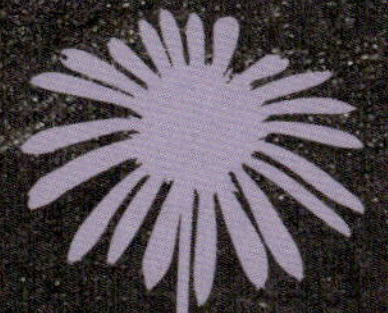

„Die Natur macht nichts vergeblich."

Aristoteles

Unsere Augen sind die Tore zwischen der Außenwelt und unserer inneren Welt. Augenpaare sind die aktivsten Sinnesorgane des Menschen, weil wir mit ihnen alles, was wir um uns herum und vor uns erfassen, über den Sehnerv ins Innere Richtung Gehirn zur Verarbeitung leiten. Das Gesehene wird entsprechend gespeichert und identifiziert. Gemäß unserer Interpretation reagieren wir gegebenenfalls - blitzschnell, wenn es sein muss - oder nehmen einfach nur staunend wahr. Darüber hinaus kommunizieren wir auch mithilfe unserer Augen, die vielsagend Botschaften vermitteln können, ohne dass wir dabei sprechen. Ein Blick unserer Augen kann zum Beispiel Verachtung oder Ehrerbietung ausdrücken.

Im neuzeitlichen Lebenswandel werden die Augen extrem gefordert und zweifelsohne oft auch überfordert. Sah man vor 30 Jahren vielleicht pro Woche einige Stunden fern, sind die meisten Augenpaare heute, neben der Wahrnehmung der ohnehin komplexen Mitwelt, permanent damit beschäftigt, in Bildschirme oder auf mobile Touchscreens zu blicken und diese zu interpretieren. Permanent tränende Augen oder frühe Kurzsichtigkeit (zum Teil bereits im Kindesalter) sind mögliche Folgen.

Vieles möchten wir sehen, manches möchten wir hingegen gar nicht sehen. Das betrifft die mediale wie die reale Lebenswelt, und so entstehen Augenthemen, die von leichten Beschwerden wie nachlassender Sehstärke, über tränende oder trockene Augen bis hin zu erhöhtem Augendruck oder der Augenkrankheit „Star" führen können. Die Metaphorik der Augen und etwaige Probleme mit den Augen ist augenscheinlich: Oft liegt die Ursache in physischer Überlastung oder emotionaler Belastung. Wegschauen scheint einfacher zu sein, als sich mit unbewussten sowie bewussten Gefühlen auseinanderzusetzen. Wer unter Augenerkrankungen leidet, tut gut daran, sich zu fragen: „Was möchte ich in meinem Leben nicht sehen, nicht erkennen?" Der Heilungsweg bei Augenthemen ist eine bewusste Ehrung dessen, was Augen alles wahrnehmen und verarbeiten müssen, bevor es zu tränenden Augen, dunklen Augenringen, Sehkraftstörungen, Schwellungen der Augenlider oder juckenden und/oder geröteten Augen kommt.

Wichtig: Bei akuten Erkrankungen wie erhöhtem Augendruck, infektiösen und komplexen akuten Augenerkrankungen ist medizinische Betreuung unerlässlich und die Praxis des Yoga nur in Absprache mit Fachleuten möglich.

Bei degenerativen oder chronischen Augenleiden ohne Entzündungen ist es meiner Erfahrung nach hilfreich, Augen in ihrer sensiblen Sinneswahrnehmung zeitweilig zu entlasten und mit spezifischen Yogaübungen eine Pause zu gönnen, um sie präventiv und aktuell vor Überreizung zu schützen. Nachstehende Naturheilkräuter wirken heilungsunterstützend und aktivieren die Selbstheilungskraft im Beschwerdefall.

Meine Kräuterempfehlungen für gesunde Augen

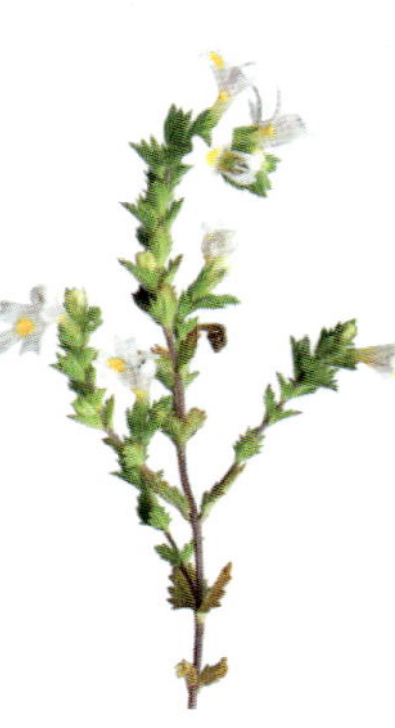

EUPHRASIA

... auch Augentrost, Augendank oder sinnigerweise Lichtkraut genannt, ist ein altbekanntes und bewährtes Heilkraut bei Augenthemen aller Art. Es ist eine weißblühende Pflanze, deren Blüten wie strahlende Augen oder kleine Sonnen aussehen, die

dem Herzen allein schon beim Betrachten Trost und den Augen heilendes Licht spenden.
Die Heilsubstanzen von Euphrasia sind gut geeignet für äußerliche Anwendungen, da sie reinigend und abschwellend wirken. Mit der Flüssigkeit einer Abkochung des getrockneten Heilkrautes (2 Esslöffel Euphrasia mit 250 ml heißem Wasser übergießen, 15 Minuten ziehen und abkühlen lassen) werden Kompressen getränkt und für mindestens eine halbe Stunde zwei- bis dreimal täglich auf die geschlossenen Augenlider gelegt. Aus dem anthroposophischen Heilwissen gibt es Euphrasia-Augentropfen oder -Globuli in der Apotheke.

KAMILLE

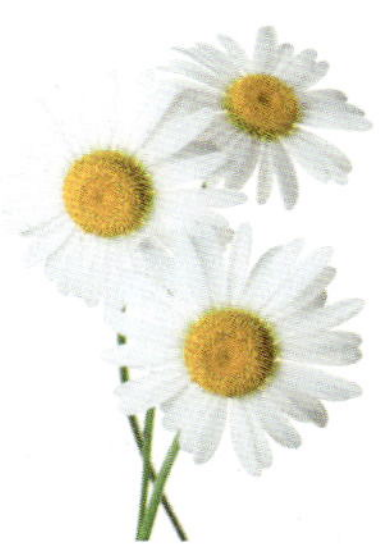

... ist eine allgemein lindernde und bei akutem Vorkommen auf Haut und Schleimhäute beruhigend wirkende Heilpflanze, die auf einfache Art als Augenkompresse angewendet werden kann. Einfach Kamille-Teebeutel einer guten Qualität und aus organischem Anbau kurz in warmes Wasser halten, aufquellen und abkühlen lassen und je einen Teebeutel auf die geschlossenen Augenlider legen.

LAVENDEL

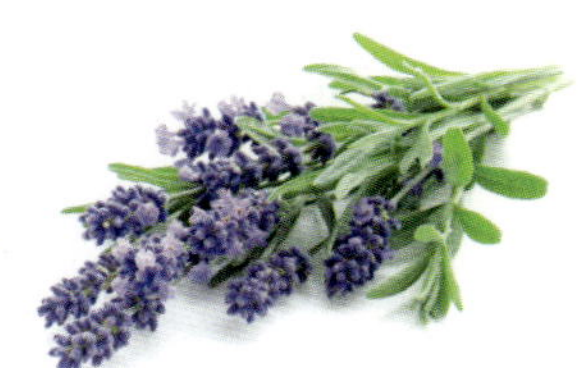

... wirkt beruhigend auf das Nervensystem und die gesamte Sinnesreizverarbeitung. Lavendelblüten kann man im Sommer selbst sammeln und trocken oder sie in hochwertiger, chemiefreier Qualität im Fachhandel kaufen. Aus einem angenehmen, weichen Stoff (zum Beispiel Baumwollsamt) werden kleine Augenkissen im Endformat vom ca. 20 x 6 cm genäht und eine kurze Seite offen gelassen, um sie mit 80 % Lavendel und 20 % Reis (damit sie ein angenehmes Gewicht erhalten) befüllen. Die offene Naht zunähen und das Augenkissen bei Entspannungsphasen im Liegen oder während Shavasana, der Endentspannung im Yoga, auf die geschlossenen Augenlider legen.

GHEE

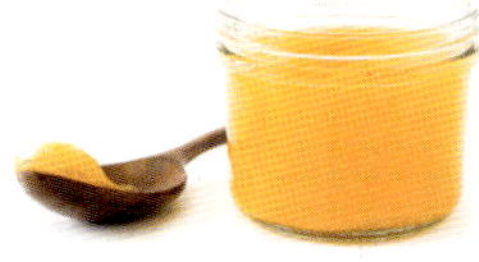

... ist zwar kein Heilkraut, aber dafür ein Grundbestandteil ayurvedischer Anwendungen. Ghee ist geklärte Butter, die in ihrer reinen goldenen Form als heilsames Hausmittel bei gereizten Augen und generell zur Pflege der Augapfeloberfläche eingesetzt wird. Einmal wöchentlich - oder bei akuten Reizbeschwerden täglich - je ein ca. 3 mm kleines Klümpchen Ghee in die gereinigten und ungeschminkten Augenwinkel nahe der Nase mit dem kleinen Finger einbringen. Dann die Augen schließen und verteilen lassen. Der anfängliche Fettfilm auf den Augen verliert sich nach ungefähr 15 Minuten, in denen man nicht Auto oder andere Fahrzeuge lenken sollte. Ich empfehle, Ghee stets selber herzustellen, um chemische Verunreinigungen durch Haltbarkeitsstoffe zu vermeiden.

REZEPT

zur Eigenproduktion von Ghee

- 2 oder mehr Bio-Butterstücke von je 250 Gramm langsam in einem genügend großen wie hohen Topf erwärmen.
- Den Topfinhalt ständig im Blick behalten und dabei immer wieder umrühren.
- Sobald kleine Luftblasen geräuschvoll entstehen, Hitze etwas reduzieren und unbedingt weiterrühren, um das Anbrennen zu vermeiden. Die Luftblasen entfernen das Wasser aus der Butter.
- Den auf der Oberfläche entstehenden weißen Schaum permanent abschöpfen und entsorgen. Dies sind die Eiweiße der Milch, die sich vom Butterfett trennen.
- Je nach Buttermenge dauert der Vorgang eine halbe Stunde oder länger.
- Wenn keine Luftbläschen mehr aufsteigen und kein Schaum mehr entsteht, das Kochfeld ganz abschalten und die geklärte Butter als Ghee in hygienisch saubere Schraubgläser einfüllen, luftdicht verschließen und mit Datum etikettieren.

Ghee wird nicht im Kühlschrank, sondern an einem dunklen Ort wie der Speisekammer oder einem Schrank aufbewahrt. Es ist lange haltbar und kann außer zur Augenpflege auch als Hautpflege, als Brotaufstrich oder Bratfett verwendet werden. Ghee ist wegen seines nussigen Geschmacks sehr beliebt und für den Organismus verträglicher als Butter.

ÄTHERISCHE ÖLE

... sind hilfreich als Meditationsunterstützung zur Entspannung der Augen bei geschlossenen Lidern. Hierfür verwendet man am besten die Öle von Sandelholz, Weißtanne oder Lavendel, die ihren erdenden, zur Einkehr einladenden Duft im Raum verteilen. In eine Duftlampe 10 Tropfen des Öls ins Wasser einträufeln und von einem Teelicht erwärmen lassen oder in einer Wasserschale auf einen warmen Heizkörper stellen.

Meine Yogaempfehlungen für gesunde Augen

KIND (PINDASANA)

Wann morgens hilfreich, abends Pflicht
Wie lange mindestens 3 Minuten oder solange es guttut
Hilfsmittel Meditationskissen bei Bedarf
Heilwirkungen entspannt Augen und Sehsinn, nach der Yogaübung Augenkompressen mit Euphrasia oder Kamille in Rückenlage auf die geschlossenen Augenlider legen

- Auf angenehmem Boden oder der Yogamatte im Fersensitz positionieren.
- Oberkörper nach vorne neigen, mit den Händen abstützen.
- Kopf nach unten führen und Stirn auf das Kissen oder die übereinander gestapelten Handflächen oder auf den Boden legen.
- Augen schließen, entspannt atmen und den Sehsinn wie den gesamten Körper ruhen lassen.

- Später ebenso sanft wie langsam den Oberkörper mit geschlossenen Augen wieder aufrollen und noch einen Moment mit geschlossenen Lidern verweilen.

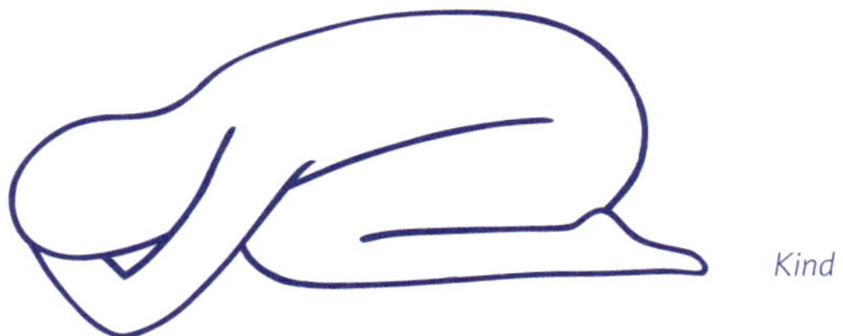

Kind

RÜCKENLAGE MIT AUGENKISSEN (SHAVASANA-VARIANTE)

Wann in der Mittagspause und abends vorm Einschlafen
Wie lange 10 bis 15 Minuten
Hilfsmittel kleines Kopfkissen und Kräuter-Augenkissen
Heilwirkungen ätherische Öle des getrockneten Lavendels beruhigen das gesamte Nervensystem. Die Muskulatur der Augen entspannt aufgrund des Eigengewichts des Augenkissens

- Auf angenehmem Boden, einer Decke oder Yogamatte in bequemer Rückenlage positionieren.
- Kopf auf ein kleines, eher flaches Kissen betten.
- Beine, Arme und Schultern lockern und durchaus die Lage im Laufe der Entspannungsphase zum Wohlfühlen optimieren.
- Augenkissen auf die geschlossenen Augenlider legen.
- Bewusst atmen und sichtbare wie hörbare Ruhe genießen und in heilsamen Schlaf gleiten.

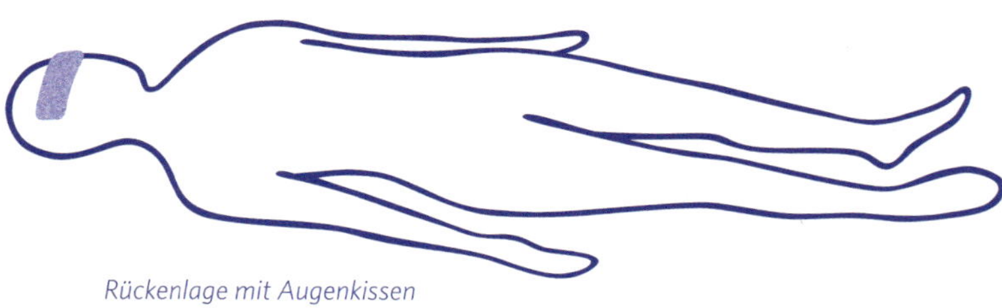

Rückenlage mit Augenkissen

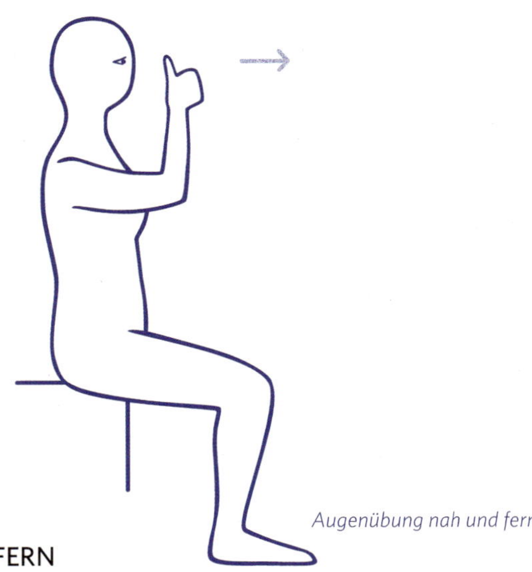

Augenübung nah und fern

AUGENÜBUNG NAH UND FERN

Wann 1 bis 3 Mal täglich
Wie lange ca. 2 Minuten ohne Brille und idealerweise ohne Kontaktlinsen ausführen
Hilfsmittel am geöffneten Fenster oder im Freien üben
Heilwirkungen Augapfel, Augenmuskulatur und Sehsinn werden trainiert, und Ghee pflegt die Augapfeloberfläche im Anschluss

- Sitzend vor einem Fenster oder im Freien den Oberkörper und Kopf gerade aufrichten.
- Rechten Arm anheben und den ausgestreckten Daumen der rechten Hand ca. 20 cm vor dem Körper in Augenhöhe halten.
- Daumennagel mit aufgerichtetem Kopf und starrem Blick für 15 Sekunden fixieren.
- Anschließend für 15 Sekunden einen Punkt in weiter Ferne durch das Fenster oder in freier Landschaft fixieren, ohne den Blick schweifen zu lassen.
- Wieder auf den Daumen blicken und dann ein zweites Mal in die Ferne schauen, für je 15 Sekunden.
- Danach linken Daumen anheben und diese Nah-und-Fern-Augenübung zweimal wiederholen.
- Abschließend sehr wenig Ghee in die inneren Augenwinkel einbringen, falls für eine Weile keine Augenarbeit erforderlich ist (zum Beispiel abends zu Hause einmal täglich).

Blase

Mit Yoga und Kräutern inneren Frieden finden

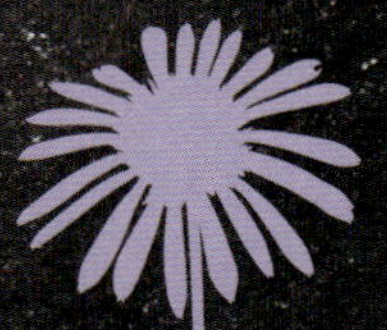

„Heilenergie folgt der Aufmerksamkeit."

Alchemistischer Lehrsatz

Eine Blasenentzündung kann jeden treffen, jedoch sind es meist Frauen, die häufiger darunter leiden. Anatomisch ist die Harnröhre bei Frauen kürzer und zugänglicher gelagert, was sozusagen Bakterien, die Blasenentzündungen verursachen, die Türen öffnet und zum Eintreten einlädt.

Im akuten Erkrankungsfall wandern Bakterienstämme über die Harnröhre Richtung Harnblase und verursachen in beiden Organen einen schmerzhaften, mit Hitze verbundenen Reiz, der ein Bedürfnis nach ständigem Wasserlassen auslöst, was im Entzündungsstadium ebenfalls ein schmerzhafter Vorgang ist. Wird dieser Entzündung im Blasenbereich nicht schnellstens Einhalt geboten, besteht die Gefahr einer erweiterten Infektion, wenn die Bakterien über die Harnleiter zu den Nieren hinaufwandern und dort systemische Funktionsausfälle verursachen. Sind sie so weit ins Innere vorgedrungen, gibt es dann zur Antibiotika-Einnahme kaum noch eine Alternative.

Wann also wird das Immunsystem schwach, sodass es einen solchen Bakterienbefall nicht mehr abwehren kann? Eine nicht eben kleine Anzahl an Bakterien wird tagtäglich in Schach gehalten, aber abrupt kann diese Abwehr eines Tages kippen, und das merken wir dann zum Beispiel an einer Blasenentzündung, die meist plötzlich auftritt. Dies hängt meiner Erfahrung nach mit zeitnahen Ereignissen zusammen, die uns mental-emotional erschüttern. Das Blasensystem wird feinstofflich vom Wurzelchakra versorgt. Entzündliche Vorgänge in dieser Region sind gleichbedeutend mit einer Erschütterung des inneren Halts und des inneren Friedens, weil man sich ausreichend nicht verwurzelt, nicht geerdet fühlt. Beispielsweise können Erlebnisse von Illoyalität am Arbeitsplatz oder in der Partnerschaft psychosomatische Auslöser für eine Blasenentzündung sein. Auch das belastende Verhältnis zur Mutter oder gar ein Todesfall wirken sich auf das Blasensystem bzw. Wurzelchakra aus. Neue Partnerschaften können auch kurzfristig zu Blasenentzündung führen, die hier allerdings eher durch den mechanischen Reiz bei intensivem Geschlechtsverkehrt entsteht.

> Wichtig: Stellt sich zeitnah zur Blasenentzündung auch Fieber ein, ist es unerlässlich, einen Arzt zu konsultieren. Die gilt auch bei anderen über einige Tage andauernden entzündlichen Beschwerden.
> Obwohl es sich bei einer Blasenentzündung um einen – wie die Bezeichnung besagt – entzündlichen Vorgang handelt, tut Kühlung nicht gut, sondern eher wärmende Maßnahmen. Warme Bäder oder Wärmflaschen sind hilfreich sowie eine leichte, durchblutungsfördernde Yogapraxis für den Beckenbereich.

Diese Weisheit lehrt, wie wir unsere Selbstheilungskraft aktivieren können: indem den aktuellen körperlichen Beschwerden liebevolle Aufmerksamkeit geschenkt, statt Widerstand entgegengebracht wird. Sanfte Asana-Praxis und wärmende Kräutertees sind liebevolle Aufmerksamkeit. Bettruhe ist bei Blasenentzündung das wichtigste Heilmittel und außerdem eine bewusste Betrachtung aktueller Lebensereignisse, um den inneren Frieden wiederzufinden.

Meine Kräuterempfehlungen bei Blasenentzündung

PREISELBEERE

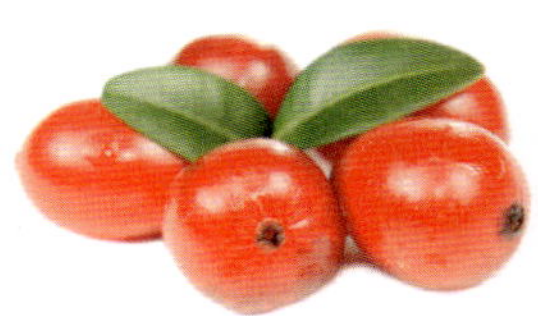

... ist die Heilpflanze erster Wahl bei ersten Anzeichen einer Blasenentzündung. Wer zu Blasenentzündungen neigt, sollte getrocknete Preiselbeeren oder die größere Form der Frucht, die Cranberrys (mit mehr Wirkstoffen), zu Hause haben, um diese zu essen oder 2 Esslöffel der Beeren mit heißem Wasser übergossen als Tee zu trinken. Preisel- oder Cranberrysaft ist die intensive Alternative zu Tee und hilfreich bei ersten Anzeichen, also in der aufkommenden Entzündungsphase, da die Wirkstoffe dieser Beeren Bakterien entgegenwirken und es ihnen erschweren, sich in den Schleimhäuten von Harnröhre und Blase festzusetzen.

BÄRENTRAUBE

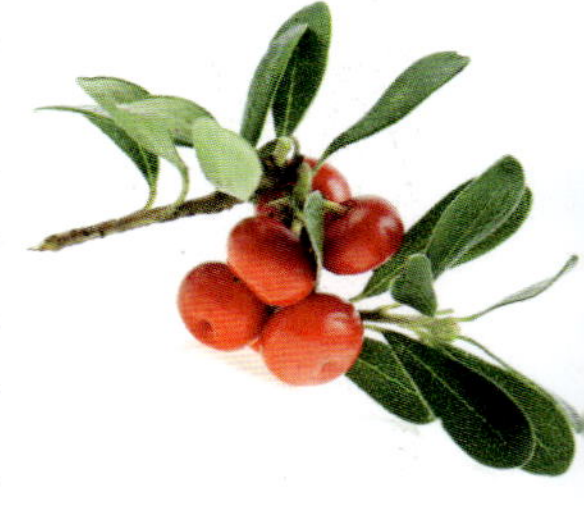

... ist ein kleiner Strauch (ähnlich den Heidelbeersträuchern), der rote Beeren trägt. Sie enthält Gerbstoffe, die bakterienhemmend, und Flavonoide, die wassertreibend wirken. Beide Wirkstoffe sind hilfreich, um die bakteriellen Entzündungsauslöser durch Aufnahme von viel Flüssigkeit aus dem Körper herauszuspülen. Die Bärentraube-Pflanze und ihre Früchte stehen unter Naturschutz und dürfen nicht in freier Natur gesammelt werden. Getrocknete Bärentraubenblätter erhält man im Fachhandel, um sich daraus ein Tee zu bereiten: 3 Esslöffel Bärentraubenblätter mit einem Liter heißem Wasser übergießen und 12 Stunden ziehen lassen, um die Gerbstoffe zu lösen und den bitteren und magenreizenden Geschmack zu mildern. 2 bis 3 Tassen des Suds pro Tag auf Trinktemperatur erwärmen und zu sich nehmen.

GOLDRUTE

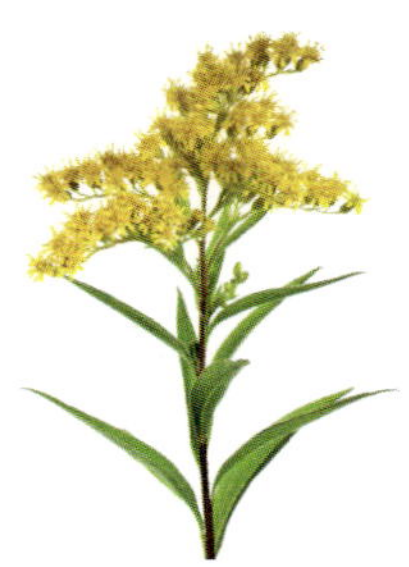

... ist eine im Sommer gelbblühende Pflanze (auch „Solidago" genannt), die auf Schotteruntergrund und an Wegesrändern zu finden ist. Sie wirkt harntreibend und durch die in der Pflanze enthaltenen Saponine zusätzlich entzündungshemmend. Goldrute ist - ebenso wie Ackerschachtelhalm oder Scharfgabe - gut für wärmende Bäder geeignet. Dafür 3 Esslöffel getrocknete Kräuter mit 2 Liter heißem Wasser übergießen, 10 Minuten ziehen lassen und anschließend ins Badewasser abseihen. Nach dem Bad im vorgewärmten Bett nachruhen. Solidago gibt es auch als segensreiche pflanzliche Tropfen der Firma Phönix.

ÄTHERISCHE ÖLE

... tun in Form einer warmen Kompresse gut und sollten nach der kleinen Yogasession mit den drei nachstehenden Übungen in die Haut des Unterbauchs einmassiert werden.

REZEPT

Kompressenöl bei Blasenentzündung

- 20 ml Johanniskrautöl (auch Rotöl genannt) in ein Metallkännchen oder -töpfchen geben und auf einem Heizkörper oder über einem Teelicht kurz erwärmen.
- Je 2 Tropfen Teebaumöl, 2 Tropfen Thymianöl, 3 Tropfen Bergamotteöl und 3 Tropfen Sandelholzöl hinzugeben.
- Warme Ölmischung auf die Unterbauchdecke einmassieren und mit einem weichen Tuch warmhalten.
- Vorsicht beim Gebrauch von Wärmflaschen in Kombination mit Öl auf der Haut. Bitte die Wärmflasche mit einem dicken Handtuch umwickeln.

Meine Yogaempfehlungen bei Blasenentzündung

MUTTER

Wann 2 Mal täglich sanft ausführen
Wie lange ca. eine Minute pro Seite
Heilwirkungen Entspannung des gereizten Blasensystems

- Auf einem warmen, weichen Boden sitzend die Beine zum Schneidersitz positionieren.
- Linkes Bein mit dem linken Arm umfassen und anheben.
- Wenn möglich, das angewinkelte Bein in die linke Ellbogenbeuge legen.
- Umarmtes Bein sanft wie eine Mutter, die ihr Kind in den Armen hält, hin und her wiegen und währenddessen achtsam atmen.
- Anschließend das Bein wieder ablegen und die gleiche Wiegebewegung mit dem rechten Bein ausführen.

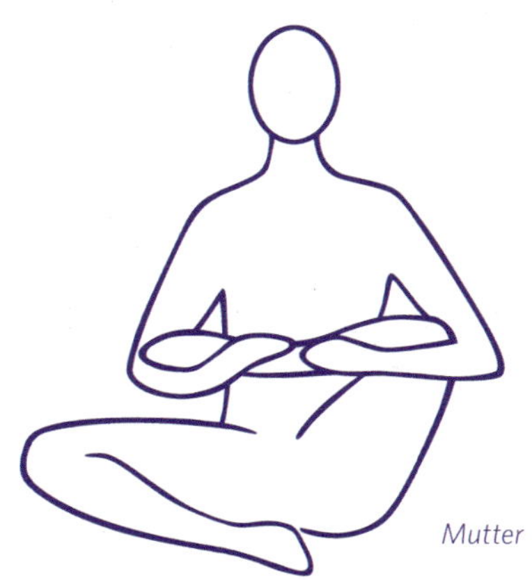

Mutter

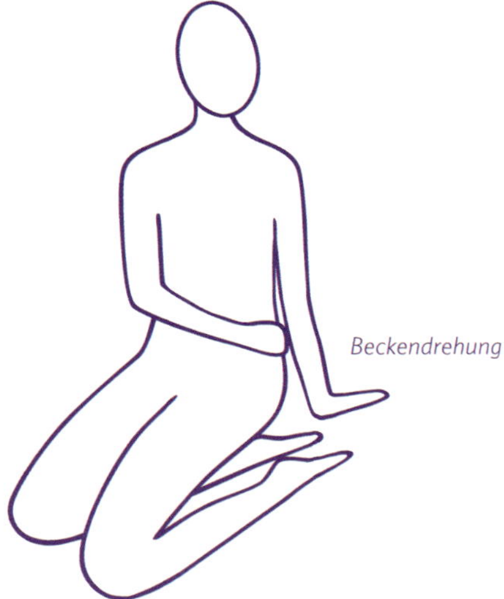

BECKENDREHUNG

Wann 2 Mal täglich sanft ausführen
Wie lange ca. 12 Atemzüge pro Seite
Heilwirkungen Dehnung und Entspannung der Beckenbodenmuskulatur

- Auf einem warmen, weichen Boden sitzend beide Beine angewinkelt nach rechts legen; die linke Fußsohle berührt dabei den rechten Oberschenkel.
- Oberkörper nach links drehen, dabei mit der linken Hand hinter dem Po auf der Erde abstützen (Finger zeigen weg vom Körper).
- Rechte Hand an die Außenseite der linken Hüfte oder des Oberschenkels platzieren, um die Drehung des Oberkörpers zu unterstützen.
- Scheitel zum Himmel ausrichten und Schulterpartie locker lassen.
- Nach ca. 12 tiefen Atemzügen achtsam zurück nach vorne drehen. Dann die Beine nach links legen, den Oberkörper nach rechts drehen und die Übung auf dieser Seite wiederholen.

KREISEL

Wann 2 Mal täglich sanft ausführen
Wie lange 20 Drehungen pro Seite
Heilwirkungen heilsame Wärmezufuhr und Durchblutungsförderung des Beckenraums

- Auf dem warmen, weichen Boden sitzend die Beine grätschen.
- Oberkörper aufrichten und die Arme mit gefalteten Händen gerade nach vorne ausrichten.
- Arme und Oberkörper mit aufgerichtetem Rücken ca. 20 Mal nach links kreisen (weite Kreise ziehen, als ob ein großer Kochtopf umgerührt wird).
- Danach Rücken runden und Kopf, Arme und Oberkörper sitzend nach vorne aushängen lassen.
- Anschließend wieder aufrichten, Arme ausstrecken und ca. 20 Mal nach rechts kreisen, dann mit gerundetem Rücken nachwirken lassen.

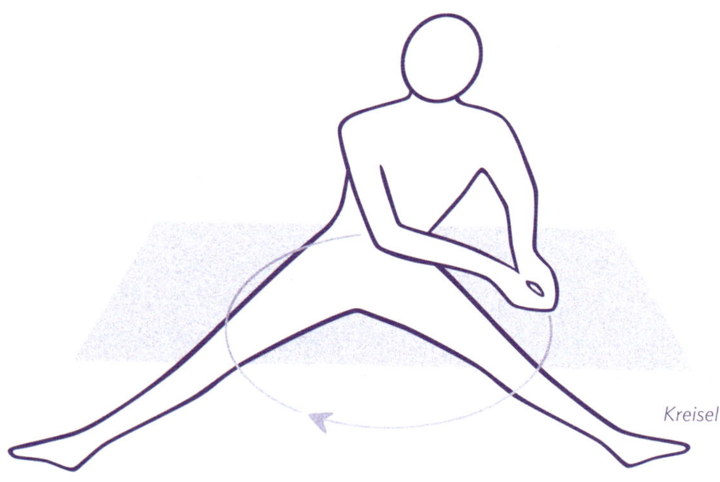

Bluthochdruck

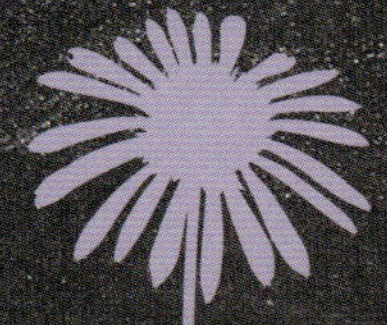

Mit Yoga und Kräutern vom Druck entlasten

„Heiterkeit entlastet das Herz."

Hippokrates von Kos

Probleme mit dem Druck, den das Blut während des Durchlaufs auf die Blutgefäßwände des Körpers ausübt, gehören zu den verbreiteten Zivilisationskrankheiten, sind also ein Symptom, das mit der Ausprägung des Zivilisationsniveaus auch zunehmend seine Manifestation im Körper des Menschen findet. Völker, die noch nicht der hektischen Lebensweise von Industriestaaten unterworfen sind, weisen selten Fälle von pathologischem Bluthochdruck auf. Mit zunehmendem Maß äußerer Anforderungen im Alltag steigt der Blutdruck, was ursprünglich eine überlebenswichtige Reaktion war, wenn ein Mensch beispielsweise von einem Tiger angegriffen wurde und ad hoc sehr leistungsfähig im Sinne einer Flucht- oder Verteidigungsreaktion sein musste. Ein schnellerer Blutumsatz im Organismus sorgt für Wachsamkeit und Kraft, was außerdem mit Ausschüttungen der Leistungshormone Adrenalin und Noradrenalin einhergeht. Für kurze Zeit wird auf diese Weise sehr viel Energie bereitgestellt. Nur für kurze Zeit? Leider wurden in unseren heutigen Lebensumständen die Tiger auf der Erde fast ausgerottet und im modernen Alltag durch beständigen Zeitmangel, und nicht selten durch mürrische Chefs oder Kunden, ersetzt, die statt der Großwildkatze immensen Stress auslösen können - und das nahezu permanent.

Und so wurde Bluthochdruck zu einem gefährlichen Symptom, von dem viele Menschen betroffen sind und das systemische Auswirkungen hat, weil dadurch alle Reserven des Körpers dauerhaft abgebaut und geradezu ausgemergelt werden. Einen über Monate oder gar Jahre andauernden Kampf mit einem Tiger überlebt niemand.

Psychosomatische Auswirkungen bei zeitweiligem oder chronischem Bluthochdruck sind augenscheinlich: Druck von außen, jedoch auch Druck vom eigenen Selbst lassen den Blutdruck steigen. Psychische Empfindungen und emotionaler Stress, wie beispielsweise die Angst zu versagen, Angst um den Arbeitsplatz, Angst, den Partner zu verlieren, oder generelle Existenzsorgen verursachen Druck. Eine heilsame Frage bei Bluthochdruck-Symptomatik ist: „Wer oder was macht mir Druck?“ Sind es bestimmte Menschen in unserem Umfeld oder Lebenssituationen, die dauerhaft belasten? Wäre es dann nicht gesünder, sich von diesen Personen bzw. aus Situationen zu befreien, statt eine systemische Herz-Kreislauf-Erkrankung zu riskieren? Vielleicht kommt der Druck auch aus dem eigenen Inneren, weil anerzogene Prägungen und Pflichten scheinbar erfüllt werden müssen. Aufgrund meiner langjährigen Erfahrung mit Patienten und Patientinnen weiß ich, dass der größte Druck in der Regel von uns selbst kommt, weil wir enorm damit beschäftigt sind, durch Leistung zu gefallen, statt uns selbst gut zu finden, uns selbst zu umsorgen und selbst zu lieben. Wer das Symptom Bluthochdruck für sich heilen möchte, möge mit der Frage beginnen: „Was wünsche ich für mein Leben?“

Es ist allerdings nicht ganz einfach, (wieder) herauszufinden, was wir ursprünglich einmal wollten, um glücklich zu leben, statt vor lauter Druck fast zu platzen. Zahlreiche Schichten wurden im Laufe auf das originäre Gemälde, das zeigt, wer wir wirklich sind, aufgebracht und überdecken die Ursprungsintention. Je früher man damit beginnt, Schicht um Schicht das anfänglich idyllische Bild wieder freizukratzen, zu bestaunen, bewusst anzuschauen und auszuleben, desto eher steigt die Vitalität von Körper und Geist. Die nachstehende Übung ist hilfreich, um einen wundervollen wie einfachen Zugang zu uns selbst, zu unserem Originalgemälde, zu bekommen. Tägliche Praxis bei kleinen wie bei großen Themen ist empfehlenswert, steigert die Wirkung und das Vertrauen in sich selbst.

DAS HEILIGE HERZ

- Eine oder beide Hände auf das Herz legen, um herauszufinden, was oder wer in der momentanen Situation dem individuellen System aus Körper, Geist und Seele guttut.
- Ein paar Mal tief ein- und ausatmen. Nach wenigen Atemzügen entsteht ein Gefühl, als ob eine Luftschleuse geöffnet wurde oder Magnete zueinanderfinden.
- Auf diese Weise wird die natürliche Verbindung zwischen Kopf und Herz re-initiiert.
- Nun kann man das Herz als Stimme der Seele befragen, was man wissen will, und zwar vorerst so, dass ein einfaches Nein oder Ja als Antwort genügt (Beispiel: Soll ich jetzt einen Kaffee trinken? Soll ich einen Kräutertee trinken? Tut mir ein Apfel gut? Tut mir eine Mandarine gut?)
- Nach der ersten vernommenen, erfühlten Antwort handeln – ohne weitere Nachfragen oder Zweifel, denn die Seele ist allwissend und weise, weil sie die Existenz aus höherer Perspektive wahrnimmt.
- Nach einigen Wochen der Kommunikation mit dem heiligen Herzen können komplexere Fragen gestellt werden. Wichtig ist, dass man der inneren Stimme Vertrauen und Glauben schenkt und dem Verstand kein Mitspracherecht einräumt, sobald eine Antwort aus dem Herzen kommt.

Blutdruck wird als der Druck, den das Blut beim Durchfluss durch arterielle Blutgefäße ausübt, definiert. Erhöhter Blutdruck kann nicht nur psychosomatisch, sondern durchaus auch organisch bedingt sein. Der Körper ist eine Funktionseinheit, in der sich beispielsweise auch Erkrankungen der Nieren, der Lungen, des Herzmuskels oder auch Funktionsstörungen der Hormondrüsen auf die Regulation des Blutdrucks auswirken können.

Wichtig: Über längere Zeit anhaltender Bluthochdruck ist behandlungsbedürftig. Dies sollte in Zusammenarbeit mit einer Heilpraktikerin oder einem Arzt geschehen, die dafür dann eine individuelle Therapie unter Berücksichtigung der persönlichen und aktuellen Lebensumstände vorschlagen.

Meine Kräuterempfehlungen bei Bluthochdruck

ACKERSCHACHTELHALM

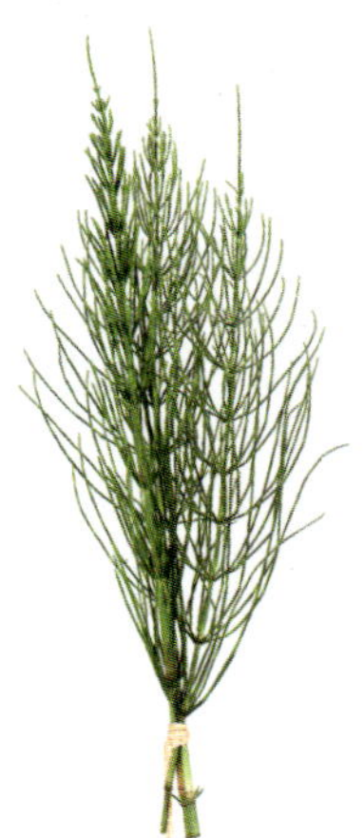

... war bereits vor rund 400 Millionen Jahren eine Pflanze auf der Erde – damals allerdings baumgroß, heute noch ca. 30 Zentimeter hoch. Ackerschachtelhalm ist sehr mineralienreich und trägt Kalium, Calcium, Magnesium, Eisen und Mangan in sich. Dies sind allesamt wichtige Mineralien für einen ausgewogenen Blutdruck. Sebastian Kneipp empfahl allen über 40 Jahren täglich eine Tasse Ackerschachtelhalm-Tee zu trinken, weil dieser die Blutgefäße des Körpers geschmeidig hält. Als Tee je einen Teelöffel pro Tasse getrockneten und zerkleinerten Ackerschachtelhalm in Wasser für 15 Minuten kochen und noch weitere 10 Minuten ohne Hitze ziehen lassen, abseihen und trinken. Zur äußeren Anwendung ist ein Bad mit Ackerschachtelhalm zur Balancierung des Blutdrucks und auch zur Vorbeugung von Osteoporose empfehlenswert. Dazu werden 150 Gramm des Heilkrauts in 2 Liter Wasser gekocht, dann nachziehen lassen (wie beim Teerezept), abseihen und in das warme Badewasser gießen. Nach dem Bad sollte der Körper mindestens eine Stunde nachruhen.

PETERSILIE

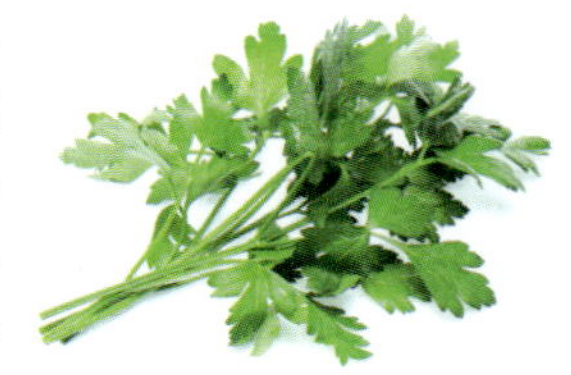

... wird meist als Gewürz oder grüne Garnitur in der Küche verwendet, wurde jedoch bereits von der ehrenwerten Hildegard von Bingen als Universalheilmittel für verbesserte Durchblutung und Herzstärkung empfohlen. Petersilie ist reich an Vitamin C, das stärkend wirkt und zudem die Nierentätigkeit anregt, was eine entgiftende Wirkung auf den Organismus hat. Eine Zubereitung als Petersilien-Trank ist einfach, recht lecker und hilfreich bei Blutdruckthemen, so er maßvoll genossen wird (1 Likörglas nach der Hauptmahlzeit).

REZEPT

Petersilie-Honig-Trank nach Hildegard von Bingen

- 10 große Blätter Petersilie,
- 2 Esslöffel Weinessig und
- 1 Liter Rotwein 5 Minuten miteinander aufkochen und abkühlen lassen.
- 150 Gramm Honig hinzugeben.
- Abseihen, steril abfüllen und etikettieren.

WEISSDORN

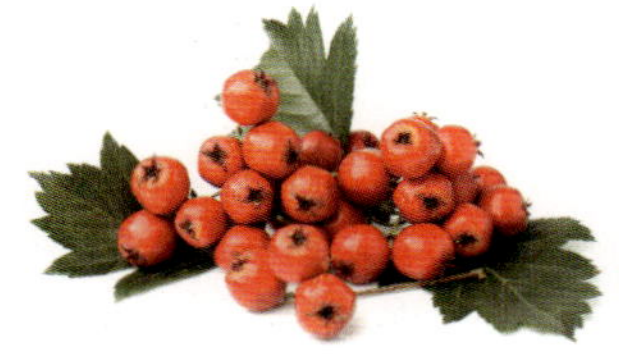

... gehört zu der Familie der Rosengewächse und ist im Frühjahr am Wegesrand zu finden als weißblühender Strauch, der später rot-glänzende Früchte trägt. Weißdorn ist ein stärkendes Mittel für das Herz, dessen unharmonisches Pumpen des Blutes in die Blutbahnen eine mögliche Ursache für Bluthochdruck sein kann. Weißdorn wirkt gefäßerweiternd, sodass mehr Blut mit weniger Druck gegen die Gefäßwände durch den Organismus transportiert werden kann. Die Heilpflanze wirkt zudem positiv auf die Sauerstoffanreicherung der Blutzellen, kräftigt den Herzmuskel und wirkt auf diese Weise regulierend auf den Blutdruck. Weißdorn-Präparate werden häufig ärztlich verordnet. Weißdorn-Tee ist als Naturheilmittel empfehlenswert, bevor eine Medikamentengabe unumgänglich wird. Einen Teelöffel einer Teemischung aus getrockneten Weißdornblättern und Weißdornblüten in einen Papierfilter füllen, mit 250 ml heißem Wasser übergießen, 10 Minuten ziehen lassen und davon 2 bis 3 Tassen täglich trinken.

ÄTHERISCHE ÖLE

... sollten als wohltuende Blütendüfte zur Entspannung des gesamten Körper-Geist-Systems angewendet werden, weil sie ausgleichend und senkend auf den Blutdruck wirken. Bei Bluthochdruck ist es besonders wichtig, für regenerative Erholungszeiten zusätzlich zu ausgiebigem Nachtschlaf zu sorgen. Ätherische Öle des Lavendel beruhigen, und insbesondere der Duft der Rose weitet im metaphorischen Sinne das Herz und befreit es von Lasten und Druck. Die zum Thema Bluthochdruck empfohlenen Yogaübungen „Berg" und „Acht" können idealerweise vor einem Rosen-Entspannungsbad und die Übung „Schlafloser Schlaf" (Shavasana) nach dem Bad im Bett ausgeführt werden, um in einen tiefen, erholsamen Nachtschlaf zu gleiten.

REZEPT

Rosenbad bei Bluthochdruck

- 1 Becher Sahne mit
- 2 Esslöffeln Honig vermischen.
- 15 Tropfen naturreines ätherisches Rosenöl oder Rosenholzöl hinzugeben.
- Mischung im eingelassenen Badewasser (Wassertemperatur sollte nicht zu heiß sein) mit der Hand verteilen und das Bad mit anschließendem Shavasana und/oder Nachtruhe genießen.

Meine Yogaempfehlungen bei Bluthochdruck

BERG (TADASANA)

Wann 2 Mal täglich, morgens und abends, und nach Ruhebedarf
Wie lange ca. 3 Minuten
Heilwirkungen zu sich kommen und beim inneren Ich verweilen

- Am besten barfuß auf einer Yogamatte, auf einem Teppich oder an einem ruhigen Ort in warmem Klima im Freien aufrecht hinstellen.
- Die Füße hüftbreit auseinander positionieren.
- Arme und Schultern locker, Scheitel zeigt zum Himmel.
- Imaginär über die Füße tief hinein in die Erde verwurzeln, wie ein Berg, der mit dem Erdkern verbunden ist.
- Imaginär über das Scheitelchakra mit dem Universum verbinden, wie eine Bergspitze, die weit in den Himmel ragt.
- Augen schließen, den Atem kommen und gehen lassen und verweilen wie ein Berg, der ganz und gar in sich ruht.

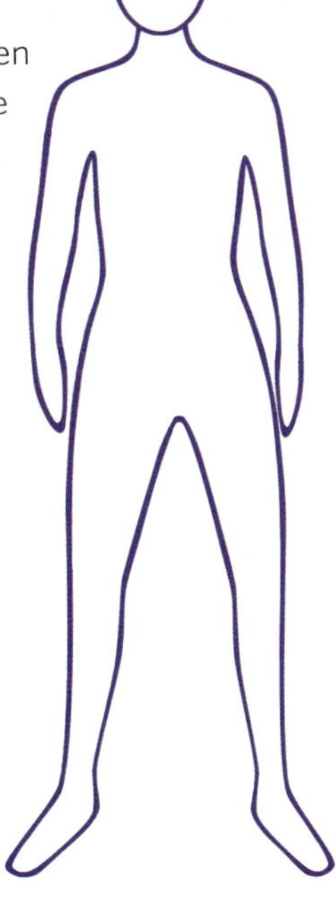

Berg

ACHT

Wann	2 Mal täglich, morgens und abends, und nach Ruhebedarf
Wie lange	ca. 5 Minuten oder solange es guttut
Heilwirkungen	Muskeldehnung, Beruhigung des Herz-Kreislauf-Systems, Empfindung von Unendlichkeit
Hilfsmittel	weiche Decke

- eine weiche Decke auf die Yogamatte legen und den Körper in Rückenlage auf der Decke ablegen.
- Füße aufstellen, die angewinkelten Beine anheben und zum Bauch ziehen, Knie umfassen.
- In dieser Eigenumarmung sanft in Selbstliebe nach links und rechts wiegen (ca. 20 Mal).
- Füße wieder zum Boden bringen und Beine auseinanderklappen lassen, sodass beide Fußsohlen aneinanderliegen.
- Füße so weit vom Beckenboden wegschieben, dass der untere Rücken locker auf der Decke aufliegt.
- Arme über die Seite nach oben führen, neben dem Kopf ablegen und die Handflächen oder Fingerkuppen beider Hände aneinanderlegen (Arme werden entspannt von der Erde getragen).
- Auf das Herzchakra konzentrieren und imaginär über den Herzpunkt einatmen.
- Imaginär beim Einatmen den Atem über den rechten Arm und die Hände zum linken Arm und zurück zum Herzen lenken und dort ausatmen.
- Wieder über den Herzpunkt einatmen und nun den Atem über das linke Bein und die Füße zum rechten Bein und zurück zum Herzen lenken und dort wieder ausatmen.
- Auf diese Weise die Atmung in Form einer 8 durch den Körper fließen lassen.
- Als zusätzliche Visualisation ist es hilfreich, sich die Atemlenkung in Form von goldenem Sonnenlicht vorzustellen, das durch den Körper gleitet und eine Acht aus Licht als Zeichen der Unendlichkeit formt.

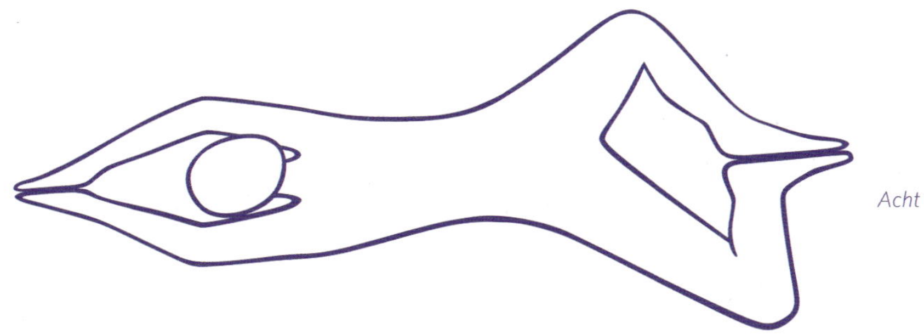

Acht

SCHLAFLOSER SCHLAF (SHAVASANA)

Wann	abends und bei zusätzlichem Regenerationsbedarf auch während des Tages
Wie lange	ca. 15 Minuten
Heilwirkungen	Senkung der Herzfrequenz und des Blutdrucks und Entspannung des Muskeltonus
Hilfsmittel	weiche Decke

- eine weiche Decke auf die Yogamatte legen und den Körper in Rückenlage ausstrecken.
- Füße aufstellen, angewinkelte Beine anheben und zum Bauch ziehen, Knie umfassen.
- In dieser Eigenumarmung sanft in Selbstliebe nach links und rechts wiegen (ca. 20 Mal).
- Füße wieder auf dem Boden aufstellen und die Beine zum Boden gleiten lassen.
- Beine und Arme leicht grätschen, Schultern und Nacken locker positionieren.

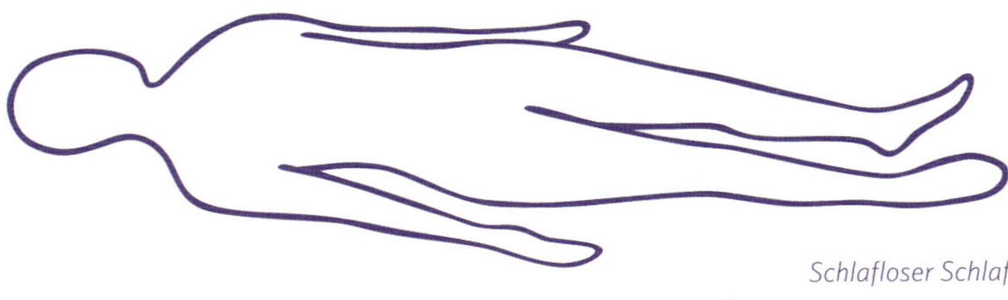

Schlafloser Schlaf

- 3 Mal über die Nase einatmen und ausatmend bewusst den Kopf in die weiche Decke sinken lassen.
- 3 Mal über die Nase einatmen und ausatmend bewusst die Schultern nach unten sinken lassen.
- 3 Mal über die Nase einatmen und ausatmend bewusst den rechten Arm nach unten sinken lassen.
- 3 Mal über die Nase einatmen und ausatmend bewusst den linken Arm nach unten sinken lassen.
- 3 Mal über die Nase einatmen und ausatmend bewusst Brustkorb und Rücken nach unten sinken lassen.
- 3 Mal über die Nase einatmen und ausatmend bewusst den Bauchnabel und die Bauchdecke nach unten sinken lassen.
- 3 Mal über die Nase einatmen und ausatmend bewusst den Po und den Beckenraum nach unten sinken lassen.
- 3 Mal über die Nase einatmen und ausatmend bewusst das rechte Bein nach unten sinken lassen.
- 3 Mal über die Nase einatmen und ausatmend bewusst den rechten Fuß nach unten sinken lassen.
- 3 Mal über die Nase einatmen und ausatmend bewusst das linke Bein nach unten sinken lassen.
- 3 Mal über die Nase einatmen und ausatmend bewusst den linken Fuß nach unten sinken lassen.
- Anschließend die Atmung beobachten und in einem Zustand zwischen voller Bewusstheit und Schlaf verweilen, solange es guttut.

Burn-out

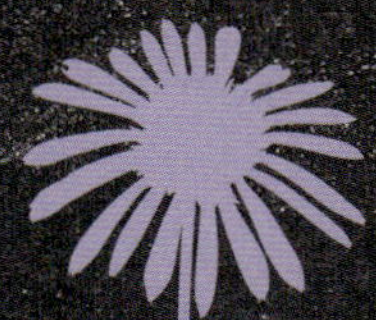

Mit Yoga und Kräutern zurück zur Mitte finden

*„Achte mit Sorgfalt darauf,
dass durch die Wechselhaftigkeit
deiner Gedanken die grünende Kraft,
die du von Gott hast,
in dir nicht dürr wird."*

Hildegard von Bingen

Burn-out ist weit mehr als eine psychische Erkrankung, ist weit mehr als körperliche Erschöpfung und ist auch weit mehr als eine Modeerscheinung. Burn-out ist mittlerweile ein gemeinschaftliches Problem und ein gesellschaftliches Phänomen. Laut einer aktuellen Studie haben alarmierenderweise sogar bereits bei Kindern zwischen 6 und 12 Jahren psychische Erkrankungen aufgrund von Stress seit 2007 um über 100 Prozent zugenommen (Studie 2018 des Forsa Instituts im Auftrag der Krankenkassen). Was läuft schief in unserer Lebens- und Arbeitsgemeinschaft, dass immer mehr Menschen in einen Zustand totaler geistiger wie körperlicher Erschöpfung geraten? Was ist los mit einem Individuum, das meint, alles, wirklich alles geben und leisten zu müssen, und dabei gar nicht realisiert, wie die eigenen Grenzen durch eigene und externe Anforderungen anhaltend überschritten werden?

Mittlerweile sind psychische Erkrankungen die zweithäufigste Ursache dokumentierter Arbeitsunfähigkeit in Deutschland. Dazu zählen Burnout-Syndrom, Depression, Panikattacken, Erschöpfungssymptome, vegetative Dystonie und allgemein psychosomatische Erkrankungen. Männer wie Frauen sind betroffen, Frauen jedoch signifikant häufiger.

Was sind Anzeichen für einen Burn-out? Gedanken, Emotionen und Verhaltensweisen geraten im überfrachteten Alltag durcheinander. Einerseits wächst der Leistungsdruck von außen, andererseits auch der Leistungsanspruch an sich selbst. Hier kommen bei Erwachsenen oft auch das eigene Ego, Ehrgeiz und unbedingter Karrierewille ins Spiel. Die dauerhafte Ausschüttung von Leistungshormonen wie Adrenalin und anderen biochemischen Botenstoffen höhlen den Körper und den Geist allmählich aus, bis das gesamte System zusammenbricht. Und leider werden ausgesendete Warnhinweise des Körpers im Vorfeld oft nicht erkannt oder ignoriert oder die Sprache des Körpers einfach nicht verstanden.

Der beste Schutz vor dem Burn-out-Syndrom oder ähnlichen Erkrankungen ist, sich mit sich selbst täglich auseinanderzusetzen, das heißt, Bewusstsein und Achtsamkeit in einem hohen Maße für sich zu entwickeln und als präventive Maßnahme zu etablieren. Wie? Durch Selbstreflexion, Selbstbeobachtung und Selbstliebe ... drei edle Eigenschaften, die in den Jahrzehnten der technischen Moderne eher abtrainiert wurden, jedoch nun durch Yoga- und Meditationspraktiken wieder trendig werden und vor allem wirkungsvoll sind.

Wer sich selbst liebt, ist achtsam mit seinem Körper, beobachtet sich selbst und kennt und akzeptiert eigene Grenzen, die eigentlich jedem Wesen instinktiv bekannt sind. Erste Schritte dahin sind Fragen an sich selbst: „Warum liebe ich mich selbst so gering, dass ich mir keine Auszeiten gönne? Warum denke ich, immer erreichbar sein zu müssen? Warum meine ich, besser sein und mehr leisten zu müssen als andere?"

Das Burn-out-Syndrom ist eine sehr ernst zu nehmende Erkrankung und wird zunehmend zu einem volkswirtschaftlichen Problem, so die Fälle der Langzeitausfälle aus Arbeitsprozessen in den nächsten Jahren nicht minimiert werden können.

Wichtig: Eine begleitende Gesprächstherapie bei Arbeitsunfähigkeit wegen eines Burn-outs ist äußerst hilfreich, um sich selbst besser kennenzulernen und individuelle Verhaltensmuster zu erkennen. Eine solche Therapie sollte ganzheitlich geführt werden und vor allem emotionale und seelische Ebenen und nicht nur psychologische Fakten berücksichtigen.

Meine Kräuterempfehlungen vor oder bei Burn-out

BERGAMOTTE

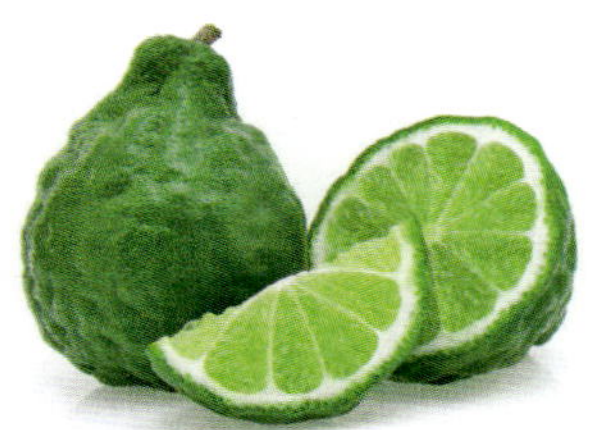

... ist ein Zitrusgewächs, aus deren Fruchtschalen ätherisches Öl extrahiert wird, welches auf den Geist angstlösend sowie auf das gesamte Nervensystem entspannend und generell beruhigend wirkt. Der angenehme Duft findet hilfreiche Anwendung in Form von einigen Tropfen des ätherischen Öls in einer Duftlampe, beispielsweise während der Yogapraxis, oder als Öl zur liebevollen Eigenmassage. Sich selbst mit einer Massage während einer Burn-out-Erkrankung auch haptisch etwas Gutes zu tun, hat zusätzliche Heilwirkung, gilt es doch während einer längeren Auszeit, sorgsam liebevolles Selbst-Erspüren und Selbst-Entdecken zu zelebrieren und sich bewusst mit Wohlgefühl zu belohnen. Auf 100 ml Basisöl aus Jojoba oder Mandel werden 30 bis 40 Tropfen naturreines ätherisches Bergamotteöl eingeträufelt und am besten in einer dunklen Flasche aufbewahrt. Das Öl einmal täglich, am besten morgens oder vor der Yogapraxis, auf den Nacken- und Herzraum einmassieren und nach der Yogapraxis in die Fußsohlen einmassieren.

GEWÜRZNELKE

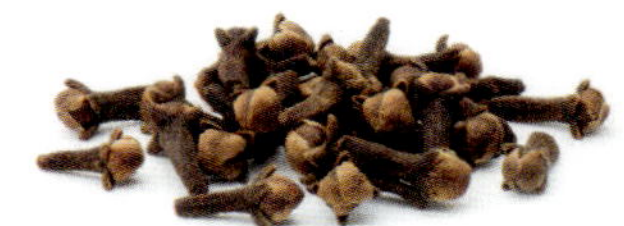

... ist eine getrocknete Blütenknospe des Gewürznelkenbaums, der zu den Myrtengewächsen gehört und ursprünglich auf den Molukken, den sogenannten Gewürzinseln Indonesiens, beheimatet war. Die Blütenknospen sind wirkungsvolle Heilmittel bei Erschöpfung, auch wenn das Gewürz bekanntermaßen hauptsächlich in der europäischen Weihnachtsküche Verwendung findet. Warum? Weil von jeher im Winter die Zeit der Ruhe und Erholung für Körper und Geist ist. Die Inhaltsstoffe von Gewürznelken (nicht zu verwechseln mit Nelkenblumen) wirken beruhigend und entkrampfend, sind hilfreich bei Magenschleimhautentzündungen (ein Symptom, das nicht selten mit Leistungsüberforderung einhergeht) sowie Muskelschmerzen, was ebenfalls ein körperliches Symptom bei Burn-out sein kann. Gewürznelken haben eine intensive Würzkraft, weshalb sie nur sparsame Anwendung finden sollten. Einen kräftigend wirkenden Alkoholauszug kann man sich leicht selbst in Kombination mit Zimt (der unter anderem durchblutungsfördernd und innerlich wärmend wirkt) herstellen:

REZEPT

Nelke-Zimt-Likör als Arznei

- 5 Zimtstangen und ca. 50 Gewürznelken mit dem Mörser zerkleinern oder in einer Gewürzmühle mahlen.
- Gewürze mit 2 Esslöffel Rohrzucker mischen.
- Alles in 1 Liter Rotwein geben und an einem relativ warmen Platz 2 bis 3 Wochen ziehen lassen.
- Gewürze abseihen und täglich 20 ml des Gewürzlikörs zur Stärkung trinken.

WERMUT

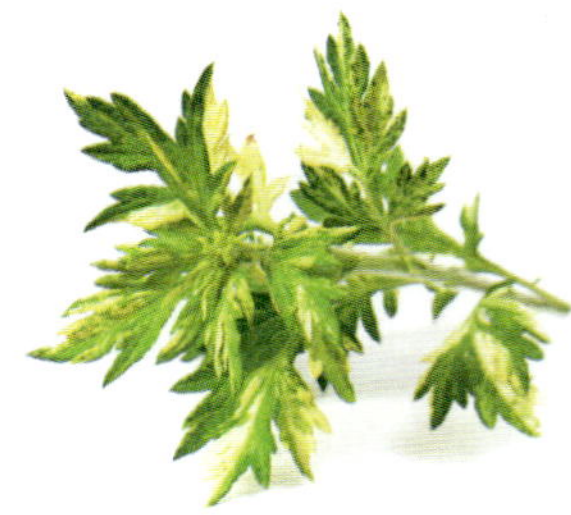

... als Heilkraut hilft gegen Schwermut und schwer Verdauliches im physiologischen wie im metaphorischen Sinne. Bereits Hippokrates wusste von der belebenden Wirkung der Wermut-Pflanze bei erschöpftem Gedächtnis. Wermutkraut wächst in Ländern des Mittelmeerraums - sie ist mit ihren graufilzigen und doch filigranen Blättern in Gärten oder in der freien Natur zu finden. Bekannt sind diverse Aperitifs mit der bitteren Essenz des Wermuts wie Martini, Absinth oder Mansino, die allerdings keine heilende Arznei bei einer Erkrankung wie Burn-out oder anderen Formen eines Erschöpfungssyndroms sind. Das durchaus bittere Wermutkraut kann in leichter Dosierung als Tee getrunken werden. Eine kleine Menge getrocknete Wermutblätter (maximal ein halber Teelöffel) und ein paar Pfefferminzblätter (Minze wirkt zusätzlich beruhigend) in eine Tasse geben und mit heißem Wasser übergießen. Maximal eine Minute ziehen lassen und mit etwas Honig süßen. Als Abendtee, nach der Yogapraxis und am besten vor dem Abendessen trinken.

ÄTHERISCHE ÖLE

... sind bei Burn-out-Thematiken hilfreich in Form von Raumbeduftung als Raumsprays oder in Duftlampen. Gemütsaufhellende wie aktivierende Wirkungen haben die öligen Essenzen von Neroli (Bitterorange), Blutorange oder Limetten. 1 bis 2 Tropfen dieser ätherischen Öle kann man auch auf das Stirnchakra auftragen und so als hilfreiches, natürliches Parfüm immer bei bzw. an sich tragen. Für eine Heilmeditation mit Klangschalenmusik (siehe Anhang) trägt man wenige Tropfen eines der Öle unter der Nase auf, spürt der Ausbreitung des Dufts im Körper nach und stellt wohlig fest, wie tief und wie weit die Einatmung in den Organismus hineinfließt.

Meine Yogaempfehlungen vor oder bei einem Burn-out

ATEMWELLE

Wann 2 Mal täglich sanft ausführen
Wie lange ca. 5 Minuten
Heilwirkungen Harmonisierung des gesamten Nervensystems und Bewusstwerdung der natürlichen Tiefenatmung

- Aufrecht auf einem Meditationskissen sitzend auf den Atemrhythmus konzentrieren.
- Hände auf den Bauch legen und die Einatmung in den Bauchraum lenken (Bauchdecke wölbt sich nach außen).
- Ebenso tiefe, lange Ausatmung aus dem Bauchraum hinauslenken (Bauchdecke zieht sich ins Körperinnere zurück).
- Bauchatmung ca. 15 Mal (ungefähr eine Minute) ausführen.
- Nun Handflächen seitlich an die Flanken des Körpers legen.

- Atmung zu den Händen lenken und wahrnehmen, wie die Flanken sich weiten beim Einatmen und sanft zusammenziehen beim Ausatmen.
- Flankenatmung ca. 15 Mal (ungefähr eine Minute) ausführen und dabei die Bauchatmung minimieren.
- Dann die Fingerkuppen an den kleinen Hohlraum unterhalb des Schlüsselbeins legen und dabei wahrnehmen, wie sich die obere Brust- und auch die Schulterpartie heben und senken während des Atmungsvorgangs.
- So die Lungenspitzenatmung ca. 15 Mal (ungefähr eine Minute) ausführen und dabei die Bauch- und Flankenatmung minimieren.
- Nun die Atemwelle (physiologische Tiefenatmung) ca. 3 Minuten (oder länger) mit aufgerichtetem Rücken, lockeren Armen und Schultern mit langen Atemzügen komplettieren.
- Dazu zuerst in den Bauch einatmen, dann die Einatmung weiter zu den Flanken fließen lassen und noch weiter bis in die Lungenspitzen einatmen.
- Anschließend vom Bauch aus wieder ausatmen, weiter ausatmend, bis die Flanken sich zusammenziehen und schließlich auch die Schlüsselbeine und Schultern sich absenken lassen.
- Die Atemwelle geduldig wie wohlig, ohne an Zeit und Raum zu denken, auf- und abfließen lassen, wie Meereswellen, die sanft auf den Sandstrand treffen und sich wieder zurückziehen.

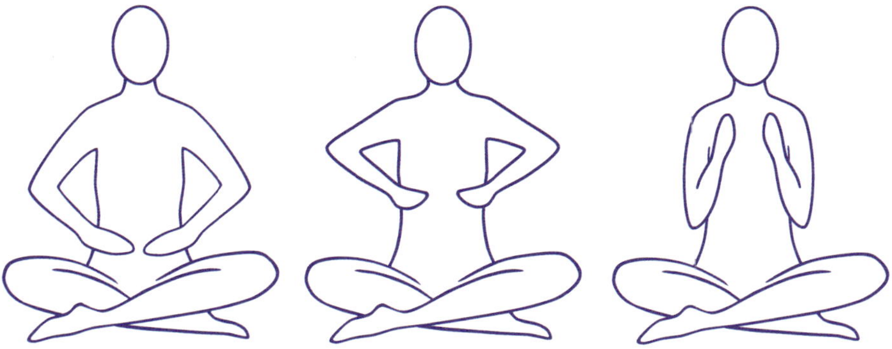

Atemwelle

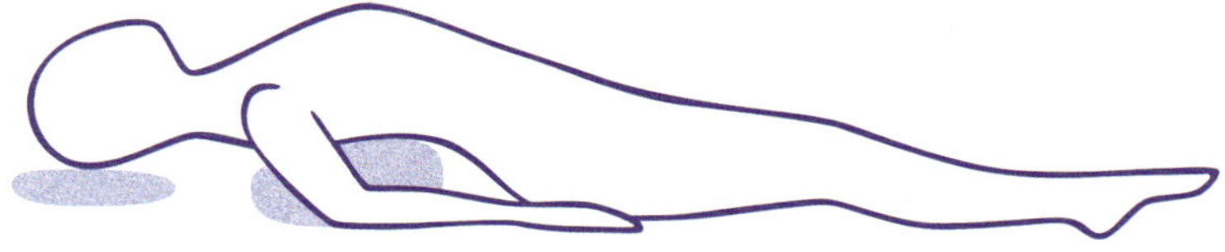

Schlafender Fisch

SCHLAFENDER FISCH (MATSYASANA-VARIANTE)

Wann abends ausführen und/oder tagsüber zu Entspannungsphasen
Wie lange solange es guttut
Heilwirkungen beruhigend und ausgleichend, fördert Urvertrauen, ist hilfreich gegen Melancholie und Depressionen
Hilfsmittel ein Meditationskissen, ein kleines Kopfkissen oder gefaltetes Handtuch

- Im Liegen wird ein rundes Meditationskissen unter der Brustwirbelsäule platziert und ein Kopfkissen oder gefaltetes Handtuch unter dem Hinterkopf.
- Körper ganz ausstrecken.
- Das Meditationskissen hebt den Brustkorb gen Himmel an.
- Das Kopfkissen stützt den Hinterkopf, sodass der Nacken sanft (und nicht abgeknickt) nach unten gebeugt ist.
- Schultern und Arme liegen locker neben dem Oberkörper.
- Beine sind ebenfalls locker (aber nicht weit gegrätscht) ausgestreckt auf der Yogamatte.
- Bewusst atmend und bewusst entspannend sich von der Erde tragen und vom Himmel beatmen lassen.
- Zum Verlassen der Position zuerst Hals- und Bauchmuskeln anspannen, Kopf etwas anheben und Körper zur Seite rollen, um das Meditationskissen zu entfernen.
- In gerader Rückenlage noch einige Zeit nachspüren.

SCHULTERSTAND (SARVANGASANA-VARIANTE)

Wann mehrmals pro Woche oder täglich

Wie lange 5 Minuten oder länger

Hilfsmittel Wand und festes Meditationskissen

Heilwirkungen entlastet die Wirbelsäule und die Rückenmuskulatur, beruhigt das Nervensystem, das Herz und den Blutkreislauf, während man die Welt metaphorisch in umgekehrter Haltung wahrnimmt

- Seitlich sitzend nahe an einer freien Wand auf der Yogamatte positionieren, eine Schulter und Hüfte zur Wand gerichtet.
- Mit einer Vierteldrehung die Beine nach oben zur Wand schwingen und den Oberkörper in Rückenlage auf der Erde platzieren.
- Füße an die Wand drücken, Po anheben und das Meditationskissen unter den Po schieben.
- Beine wieder strecken und an der Wand ruhen lassen.
- Schultern und Arme lockerlassen, tief atmen und den Körper entspannen.
- Verweilen, solange es guttut.
- Zum Verlassen der Asana-Position wieder mit den Füßen abstützen, Kissen entfernen, von der Wand abdrücken und noch in ausgestreckter Rückenlage einige Zeit nachspüren. Erst dann langsam zum Sitzen aufrichten.

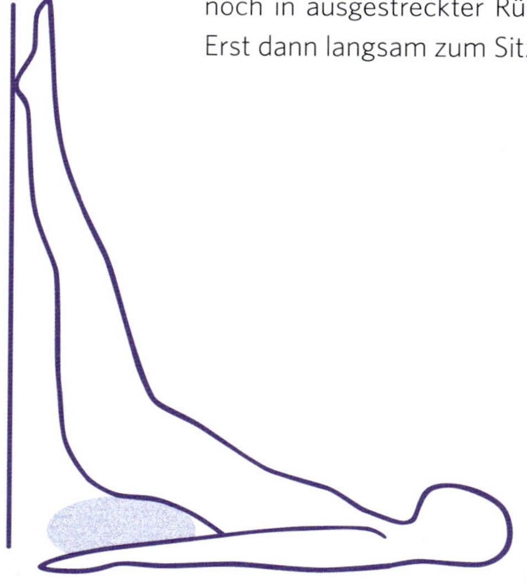

Schulterstand

Gelenke

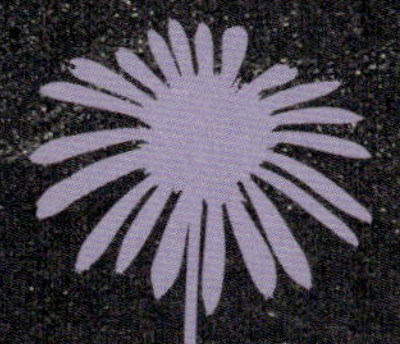

Mit Yoga und Kräutern den Gelenken Geschmeidigkeit schenken

„Ziel allen Yoga ist es, immer mehr im inneren Bewusstsein zu leben, während man aus ihm heraus auf das äußere Leben einwirkt und sich so dem Göttlichen gegenüber öffnet."

Sri Aurobindo

Rund 340 Gelenkverbindungen machen den menschlichen Körper beweglich. Gelenke sind nicht einzeln zählbar wie Knochen, da sie aus mindestens zwei aufeinandertreffenden Knochen sowie sehnigen und muskulären Verknüpfungen zusammengesetzt sind. Allein die Wirbelsäule besteht aus 24 freien Wirbeln, die gelenkartig miteinander verbunden sind. Unsere Hände und Füße sind nur deswegen so agil, weil sie mit zahlreichen Gelenken ausgestattet sind. Der gesamte Bewegungsapparat des Menschen wäre ohne Gelenke – verbunden mit Muskeln, Sehnen und Faszien – ein recht starres, bewegungsunfähiges Ding.

Gängige Gelenkbeschwerden betreffen meist den Rücken und Nacken oder die Großgelenke in den Schultern, die Hüften oder die Knie. Was steckt dahinter? Meist beginnt es mit einer Minderung der Gelenkflüssigkeit, die normalerweise verhindert, dass die aufeinandertreffenden Knochen (beispielsweise Oberschenkelknochen und Hüftpfanne) direkt gegeneinander reiben. Zu wenig Gelenkschmiere führt zu Abnutzung der Knochenhaut und gegebenenfalls zu Arthrose (Gelenkabnutzung durch Fehlbelastung oder Belastungsmangel) oder gar zu entzündlichen Prozessen wie schmerzhafter Arthritis. Gelenkbeschwerden können auch hormonell bedingt sein und mit Osteoporose zusammenhängen.

Aus den Lehren der Reflexologie, Osteopathie und der Kenntnis über die Meridiane wissen wir heute um die energetischen Zusammenhänge zwischen inneren Organen und Gelenken. So hängen beispielsweise mitunter Kniebeschwerden bei Frauen mit Veränderungsvorgängen in den Eierstöcken während der Wechseljahre zusammen. Die psychosomatische Symbolik des Knies zeigt uns unangemessenen, egoistischen Stolz an oder weist auf mangelnden Verbeugungswillen zur Ehrerbietung dem Leben gegenüber, denn es ist eine Ehre, lebendig und beweglich zu sein. Schulter- oder Handgelenkschmerzen gehen meist einher mit emotionalem Festhaltewillen, beispielsweise an Beziehungen oder erwachsenen Kindern, die man nicht ziehen lassen möchte.

Viele Lebenssituationen verlangen Anpassung, Flexibilität und Geschmeidigkeit von uns, und der Yogaweg lehrt, mental, emotional und physisch geschmeidig auf alle Anforderungen des Lebens zu reagieren, statt in Starre zu verharren.

> Wichtig: Bei anhaltenden Gelenkschmerzen ist es ratsam, die Ursachen abklären zu lassen, um entscheiden zu können, ob man sich naturheilkundlich oder klassisch-medizinisch behandeln lassen möchte. In akuten Entzündungsphasen, gleich welcher Gelenke, bitte keine Asanas ausführen, bis die Entzündung abgeklungen ist.

Bei chronischen Gelenkbeschwerden ist eine Kombination aus sanften Yogaübungen, einem Öl oder einer Salbe zum Auftragen auf die Haut und die Einnahme von Weihrauch-Kapseln eine natürliche Alternative zur Heilungsunterstützung.

Meine Kräuterempfehlungen bei Gelenkbeschwerden

KURKUMA

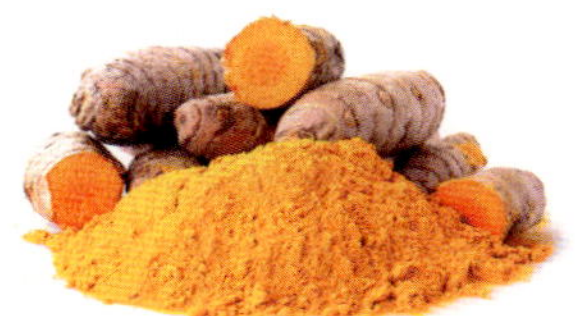

... ist eine Heilwurzel, die auch als Gewürz, besonders bei indischen, ayurvedischen und asiatischen Gerichten, Anwendung findet. Das gelbe Pulver der Wurzel ist Hauptbestandteil einer jeden Currymischung. Kurkuma gilt in der Kräuterheilkunde als Kortison-Ersatz, da dessen Wirkstoffe entzündungshemmend, schmerzlindernd und gleichzeitig stärkend wirken. Tatsache ist, dass in Ländern, in denen viel Kurkuma konsumiert wird, Erkrankungen des Bewegungsapparats weniger verbreitet sind als in Europa. Kurkuma kann innerlich, aber auch äußerlich als Öl zur Wundheilung oder zur Behandlung von Hautsymptomen angewendet werden. Als entzündungshemmendes Mittel bei akuten Gelenkproblemen hat sich ein einfach zu fertigender Trank bewährt, der am besten vor der Yogapraxis getrunken wird.

REZEPT

Kurkuma-Orangensaft-Trank

- 1 Löffel Kurkuma, 1 Löffel Zimt, 1 Löffel frisch gemahlenen schwarzen Pfeffer vermischen und in ein großes Trinkgefäß geben.
- 1 Glas frisch gepressten Orangensaft darübergießen, die Menge mit heißem Wasser verdoppeln und in kleinen Schlucken trinken.

WEIHRAUCH

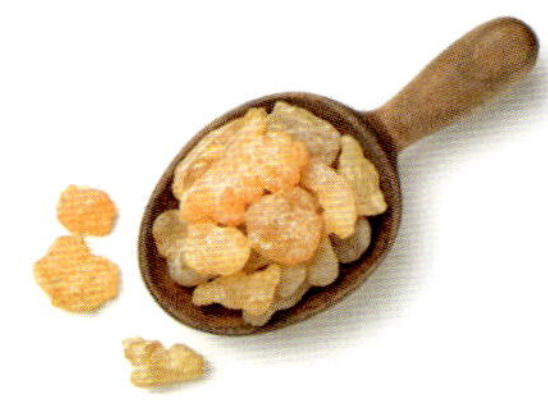

... ist sozusagen das getrocknete Blut von harzigen Bäumen (Boswellia serrata), dessen Heilkraft sich über Jahrhunderte in vielen Kulturen und medizinischen Ausrichtungen, wie beispielsweise im Ayurveda und in der abendländischen Heilkunst, bewährt hat. Allgemein ist Weihrauch als spezifisches Räuchergut bekannt - es wirkt bei Räucherritualen raumreinigend und geistig transzendierend. Als Arznei angewendet, in Form von Kapseln zum Einnehmen oder als Salbe zum Auftragen auf die Haut, findet Weihrauch auch in Europa zunehmend Beachtung und Einsatz. Pharmakologische Studien belegen die positiven Wirkungen des Weihrauchs bei tumorartigen Erkrankungen sowie entzündlichen Prozessen im Darm und insbesondere bei chronischen Gelenkerkrankungen. Salben und Kapseln gibt es in hochwertiger Form bei der im Anhang aufgeführten Bezugsquelle.

BEINWELL

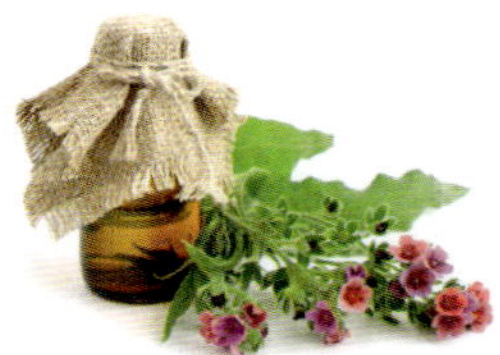

... trägt Substanzen in sich, die - wie der Name bereits preisgibt - heilenden Einfluss auf alle Beschwerden der Gebeine, also der Knochen und Gelenke, haben. „Bein" ist eine alte Bezeichnung für Knochen und „wellen" ein altes Wort für „heilen", das meiner Erfahrung nach genau beschreibt, was Beinwell für den Menschenkörper von heute auch noch tun kann. Beinwell (Symphytum) ist eine violett blühende Pflanze, die Allantoin enthält, das das Nachwachsen von Knochengewebe anregt und daher für Gelenkbeschwerden und auch zur Heilungsanregung bei Knochenbrüchen bestens geeignet ist. In Form von homöopathischen Globuli ist Symphytum in jeder Apotheke erhältlich. Einen Tee, der in einer Blechdose gut aufbewahrt über lange Zeit haltbar ist, kann man sich mit getrocknetem Beinwell und nachfolgenden weiteren Heilkräutern bereiten, die heilend bei Gelenkbeschwerden und angenehm begleitend bei Osteoporose wirken.

REZEPT

Kräutertee bei Gelenkbeschwerden

- Je 50 Gramm Ackerschachtelhalm, Brennnessel, Beinwellblätter und Frauenmantel miteinander mischen und in eine Dose geben.
- Als Tee 1 Teelöffel der Kräutermischung mit einem Viertelliter heißem Wasser übergießen und ca. 10 Minuten ziehen lassen.
- Anschließend die Kräuter abseihen und in kleinen Schlucken regelmäßig 2 Tassen pro Tag trinken.

ÄTHERISCHE ÖLE

... der Fichte, Birke oder Wintergrün (Pyrola) sind hilfreich bei Gelenkbeschwerden, wenn sie direkt auf die Haut der betreffenden Körperpartien mit wenigen Tropfen aufgetragen oder mit einem Basisöl (aus Mandel oder Jojoba) zum Einmassieren vermischt werden.

Meine Yogaempfehlungen bei Gelenkbeschwerden

RÜCKEN-FLOW (KATZE – PFERD – HUND)

Wann 1 Mal täglich
Wie lange 10 Flows oder mehr
Heilwirkungen Geschmeidigkeit aller Gelenke und der Wirbelsäule

- Auf einer rutschfesten Yogamatte die Vierfüßler-Position einnehmen (Unterschenkel ablegen, Knie unter den Hüften und Hände unter den Schultern positionieren, Zehenballen aufstellen).

- Achtsam den Rücken wie einen Katzenbuckel gen Himmel wölben und drei komplette Atemzüge verweilen.
- Achtsam den Rücken wie einen Pferderücken gen Erde wölben und drei komplette Atemzüge verweilen.
- Po gen Himmel heben und Beine, Rücken und Arme wie ein Hund strecken und drei komplette Atemzüge verweilen.
- Kniekehlen anwinkeln und Knie langsam zur Erde führen, um wieder in die Ausgangsposition (Vierfüßler-Position) zurückzukommen.
- Rücken-Flow mit Katze - Pferd - Hund erneut beginnen.

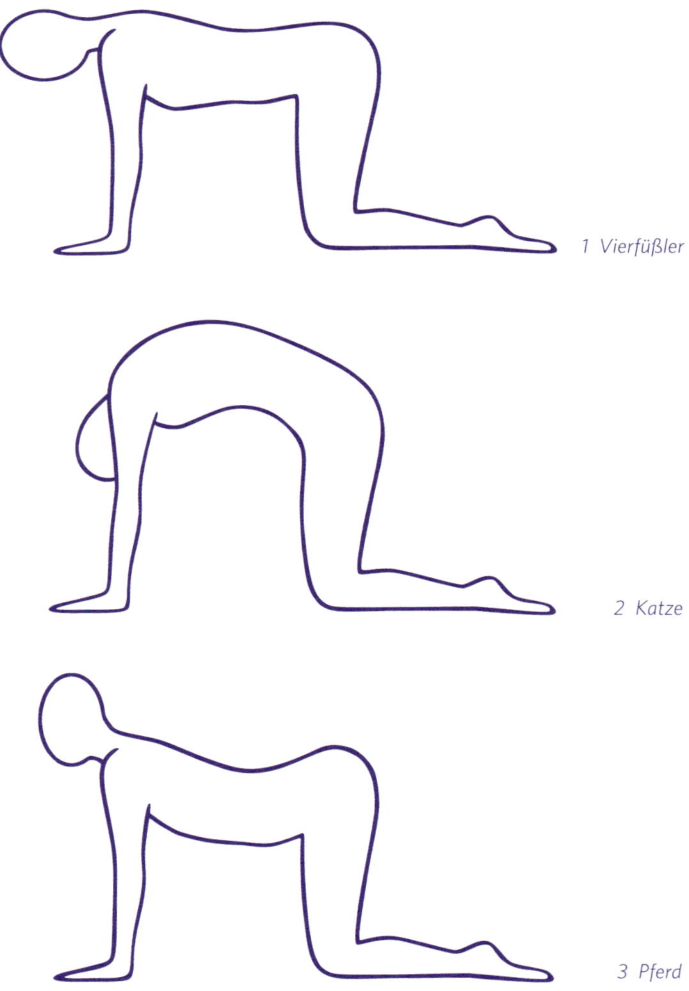

1 Vierfüßler

2 Katze

3 Pferd

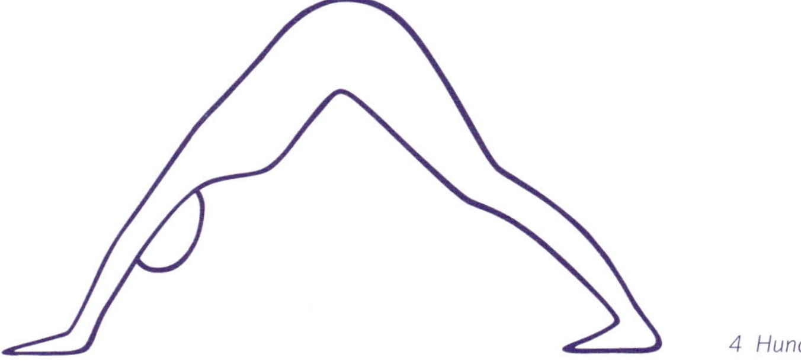

4 Hund

KNIE-FLOW (HALBMOND – KNIEKUSSDREIECK)

Wann 1 Mal täglich sanft ausführen
Wie lange 10 Mal pro Seite
Heilwirkungen Flexibilisierung der Kniegelenke und Dehnung der Beinmuskeln
Hilfsmittel 2 Yogablöcke

- Im Kniestand auf der rutschfesten Yogamatte positionieren.
- Rechtes Bein vorne aufstellen und achtsam das Becken absenken.
- 3 komplette Atemzüge in dieser Position des Halbmonds verweilen.
- Nun Oberkörper zum rechten Bein beugen und mit beiden Händen links und rechts des Beins am Boden oder auf je einem Yogablock abstützen.
- Mit den Händen abstützen und den Po gen Himmel heben.
- Möglichst bei beiden Beinen die Kniekehlen strecken, während die Hände auf den Blöcken verweilen und der Oberkörper nach unten geneigt bleibt.
- 3 komplette Atemzüge in der Position des Kniekussdreiecks verweilen.

- Rechtes Knie erneut beugen und zurück in die Halbmond-Position mit aufgerichtetem Oberkörper gehen.
- Flow von vorne beginnen, bis 10 Wiederholungen komplett sind, dann das linke Bein nach vorne bringen und den Flow mit dem linkem Führungsbein fortsetzen.

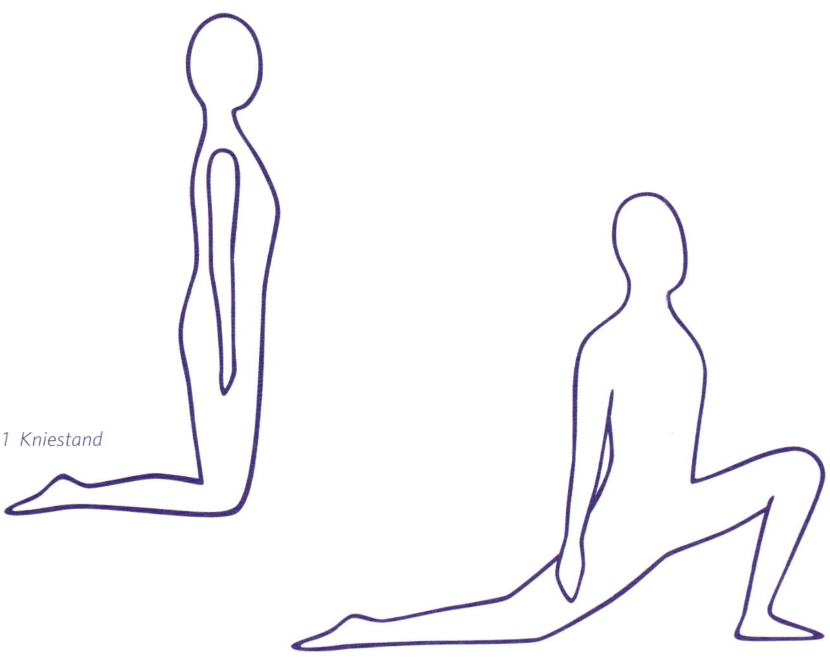

1 Kniestand

2 Halbmond (Arme unten)

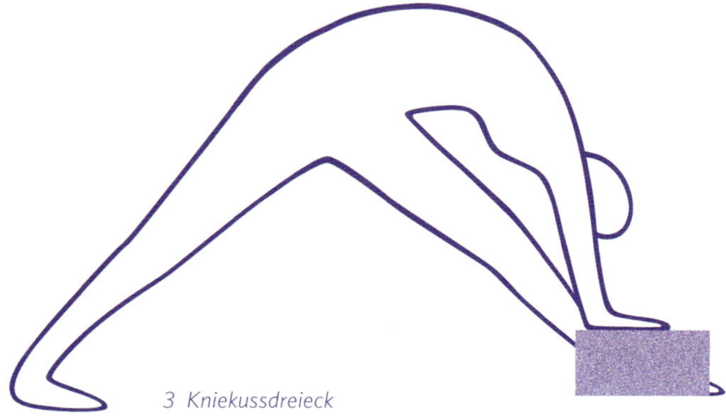

3 Kniekussdreieck

ARM-SCHULTER-FLOW (KOLIBRI)

Wann 1 Mal täglich sanft ausführen
Wie lange ca. 2 Mal 10 Wiederholungen
Heilwirkungen Durchblutungsanregung im Schultergürtel und Lockerung der Hand-, Ellenbogen- und Schultergelenke
Hilfsmitte 2 Päckchen Papiertaschentücher

- Auf einem Meditationskissen am Boden sitzend den Oberkörper, Kopf und Rücken gerade aufrichten und während des Flows aufgerichtet belassen.
- Auf jede Handfläche ein Päckchen Papiertaschentücher legen und die Hände ausbreiten.
- Mit aufgerichtetem Rücken Hände nach innen drehen und an den Hüften vorbei nach hinten drehen, ohne die Päckchen zu verlieren.
- Dann Hände und Arme vom Körper wegstrecken und angewinkelt nach oben führen, bis die Hände über dem Kopf sind (Päckchen dabei weiter in den Händen halten).
- In Kopfhöhe die Handflächen wieder gen Himmel wenden, Hände nach außen drehen und Arme angewinkelt zur Ausgangsposition absenken.
- Arm-Schulter-Flow von vorne beginnen und dabei möglichst ausgiebige „Flügelschläge" nach hinten ausführen.

Abbildungen Arm-Schulter-Flow siehe folgende Seite

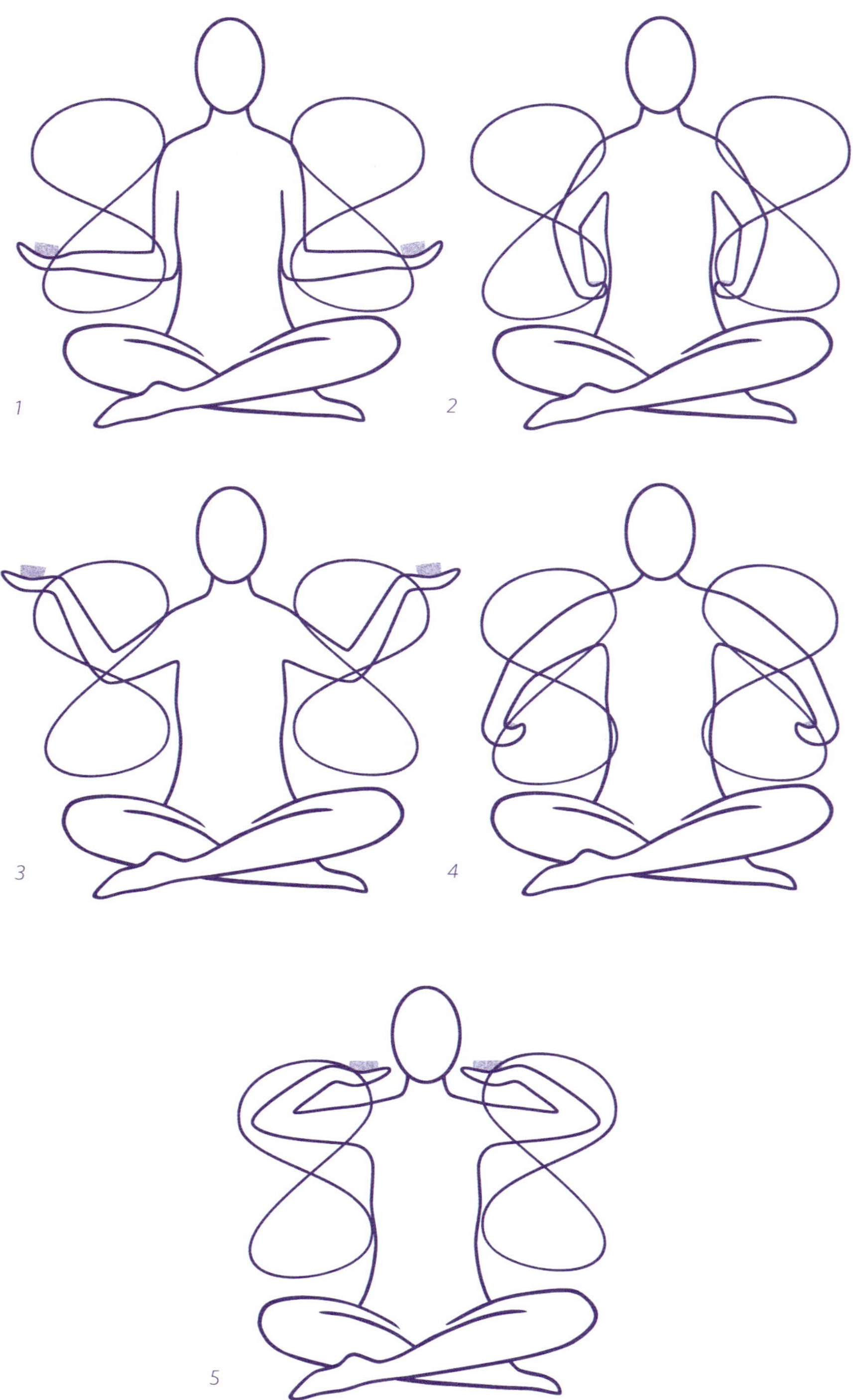
1
2
3
4
5

Husten

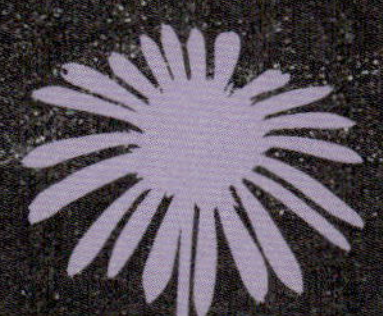

Mit Yoga und Kräutern den Atem befreien

„Im Atemholen sind zweierlei Gnaden:
Die Luft einzuziehen und
sich ihrer entladen.
Jenes bedrängt, dieses erfrischt.
So wunderbar ist das Leben gemischt."

Johann Wolfgang von Goethe

Atem ist Leben. Wenn der Atem stockt, birgt diese Unterbrechung eine vielsagende Symbolik in sich. Ein Schreck verschlägt uns den Atem. Wir halten den Atem an vor Aufregung oder bei kurzfristiger Anstrengung oder unser Atem verstummt bei atemberaubend schönen Anblicken. Zwischen dem ersten und dem letzten Atemzug eines durchschnittlich 80 Jahre währenden Lebens vollzieht der Körper rund 700 Millionen Atemzyklen – und dies meist, ohne dass wir auch nur einen Moment daran denken, denn der Atemvorgang wird nicht willentlich gesteuert.

Bei der Ausführung von Asanas und Pranayama (Atemübungen) lernen Praktizierende, willentlich gesteuert bewusst tief und gleichmäßig zu atmen, was an sich schon harmonisierend auf das Nervensystem wirkt und das Wesen Mensch in einen sanften Gemütszustand versetzt. Bewusste, intensive

Atmung hat eine tief greifende Wirkung auf Körper und Geist. Erkrankungen im Bereich des Rachens, der Bronchien und Lungen stellen eine zeitweilige Behinderung und Minderung des lebenswichtigen wie magischen Atems dar, der normalerweise ohne unser Zutun kommt und geht. Über die genannten Atemorgane findet der essenziell wichtige Wechsel zwischen Sauerstoffaufnahme einerseits und Kohlendioxidabgabe andererseits statt.

Und dann das: Erkältungszeit! Erst läuft die Nase und der Mund übernimmt die Atemaustauschfunktion, dann gelangen Viren oder Bakterien auch noch in die Bronchien oder gar ins Lungengewebe. Abwehrende körpereigene Zellen des Immunsystem beginnen die Angreifer zu ummanteln und aufzufressen, wodurch Schleim in den Bronchien entsteht. Über das Husten versucht der Körper, alles wieder loszuwerden. Neben Viren und Bakterien können auch Pollen oder andere Allergene, Ozonbelastung oder Feinstaub Auslöser von Husten sein.

Psychosomatische Zusammenhänge sind hierbei leicht zu erkennen, bedenkt man, wie überlebenswichtig ein gesunder und permanenter Atemfluss ist. Erfahrungswissen zeigt, dass gefühlte Enge und längeres Unwohlsein in partnerschaftlichen Beziehungen zu chronischem Husten oder gar atypischen Lungenentzündungen führen kann. Der Atem verbindet den Körper mit der Erde, denn sie selbst atmet u.a. mittels ihrer Bäume, Algen und Cyanobakterien, die ausreichend Sauerstoff produzieren, und stellt ihre herrliche Natur zur Verfügung, damit alle Lebewesen atmen können. Ohne das Lebewesen Erde gäbe es kein Lebewesen Mensch. Unsere Lungen verwandeln die feinstoffliche Lebensenergie in feststoffliche Energieformen, um dem Körper Schaffenskraft zuzuführen. Wird die Atmung schwach, weist dies auf zeitweilige oder generelle Lebensunlust hin. Es gilt also, sich von nichts und niemandem die Luft zum Atmen nehmen zu lassen, sondern stets selbst für einen freien Atemfluss zu sorgen.

Wichtig: Bei anhaltendem Husten sollte man unbedingt die Ursachen abklären lassen, besonders wenn zusätzlich Fieber als Begleiterscheinung auftritt.

Meiner Erfahrung nach ist eine sanfte Yogapraxis, die den Brustkorb dehnt und die Durchblutung im Brustbereich anregt, hilfreich, um festsitzenden Husten zu lösen. Meine Kräuterempfehlungen sind eine Auswahl alter Heilkräuter, die wohltuend und wirkungsvoll gegen Husten sind, so sie regelmäßig angewendet werden.

Meine Kräuterempfehlungen bei Husten

THYMIAN

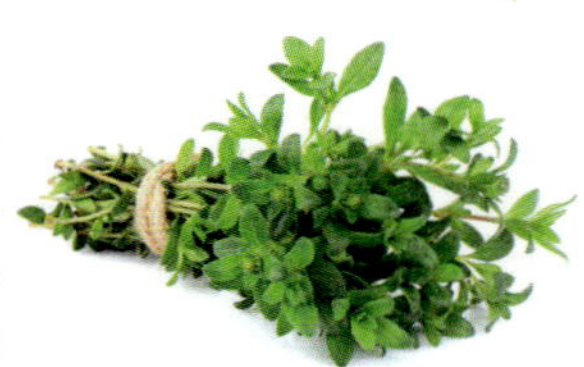

... ist eine alte und sehr bewährte Heilpflanze bei Husten, auch wenn dieses Kraut in dichter Form nicht besonders gut schmeckt. Wer Thymianbüsche im Garten oder auf dem Balkon hat, schneidet ca. 5 Zweiglein ab, übergießt sie mit gekochtem Wasser, fügt Ingwer sowie Zitrone und vor allem Honig hinzu und hat den besten Hustentee aller Zeiten. Honig ist aus drei Gründen wichtig: Honig wärmt den Körper, wirkt antibakteriell und seine Süße hilft, Bronchialschleim zu lösen. Thymiantee wird besonders gut vom Körper aufgenommen, wenn zuvor der Brustkorbbereich mit den nachfolgend genannten Yoga- und Atemübungen kombiniert und nach diesen sanften Bewegungsformen getrunken wird.

EIBISCH

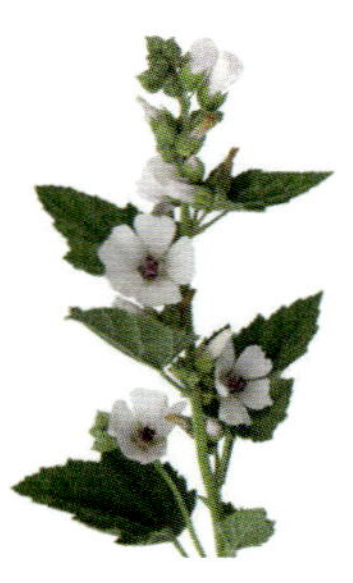

... gehört zu der Familie der Malvengewächse und wirkt bei akutem oder chronischem Husten schleimlösend. Besonders die Wurzel des Eibisch in angedicktem Saft ist wirkungsvoll gegen hartnäckigen Husten und in der Apotheke erhältlich. Als Tee werden Eibisch-Blüten und -Blätter verarbeitet. Den Tee kann man trinken oder zum Gurgeln verwenden. Mit Eibisch-Tee zu gurgeln ist besonders hilfreich nach Yoga-Atemübungen, da die oberen Atemwege befreit und die Schleimhäute bereits gut durchblutet sind, um die Wirkstoffe des Eibisch besser aufzunehmen.

TANNE

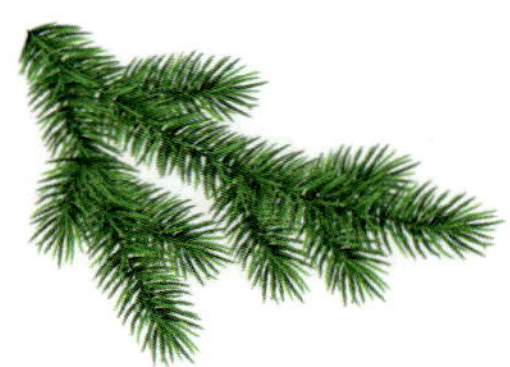

... wird als wirkungsvolle Heilpflanze bei Bronchitis und Erkältungen eingesetzt. Dazu werden die frischen hellgrünen Austriebe an der Spitze von Tannenzweigen im Frühjahr (ungefähr Mai) gesammelt und frisch verarbeitet. Wer im naturbelassenen Wald sammeln möchte, sollte zuvor die Forstverwaltung fragen oder sich alternativ selbst eine Tanne im Garten oder auf dem Balkon ziehen. Man braucht nur ein paar Triebe der Tannen (oder auch von Kieferbäumen), die viel Vitamin C, ätherische Öle und Harze enthalten, die Vermehrung von Bakterien eindämmen und die Atemwege von Schleim befreien. Für die Erkältungszeit im Herbst werden Tannenspitzen im Frühjahr als Sirup vorbereitet, der lange haltbar ist.

REZEPT

Tannensirup bei Husten

- 300 Gramm hellgrüne Tannenspitzen und 600 Gramm Bio-Rohrzucker abwechselnd in ein großes Einmachglas schichten und mit Zucker als letzte Schicht enden.
- Glas verschließen und auf einer Fensterbank 2 bis 3 Wochen von möglichst viel Sonnenlicht bescheinen lassen, bis die Tannenzweiglein braun und der Zucker zähflüssig geworden ist.
- Über ein sauberes Leinentuch oder einem Sieb den Sirup von den Tannenspitzen trennen und in ein oder mehrere Einmachgläser oder Bügelverschlussflaschen umfüllen und etikettieren.
- Tannensirup dunkel und kühl lagern (aber nicht im Kühlschrank) und binnen eines Jahres aufbrauchen.

ÄTHERISCHE ÖLE

... zur Inhalation über ein Wasserdampfbad, als Raumspray oder als Raumbeduftung in einer Duftlampe befreien die Atemwege und wirken schleimlösend. Geeignet sind beispielsweise ätherisches Kiefernnadelöl oder Niaouliöl sowie Eukalyptusöl, dessen Duft zudem raumreinigend wirkt und auch als hochwertiges Eukalyptus-Spray der Firma Weleda in der Apotheke erhältlich ist (ein Sprühstoß im Raum genügt, um die Wirkung der unten erläuterten Stoßatmung zu intensivieren). Alle genannten ätherischen Öle sollten in Reinform weder für Kinder noch als Ganzkörper-Badezusätze angewendet werden, da sie kühlend auf die Haut wirken.

REZEPT

Raumspray

- Für ein 100 ml Glasfläschchen mit Sprühaufsatz 85 ml Wasser mit 10 ml Weingeist mischen.
- 30 Tropfen Kiefernnadelöl
- und 20 Tropfen Zitrusöl hinzugeben.
- Für die Anwendung im Raum etikettieren (bitte nicht auf die Haut sprühen) und vor dem Sprühen jeweils schütteln.

Meine Yogaempfehlungen bei Husten

STOSSATMUNG (KAPALABHATI)

Wann	1 bis 2 Mal täglich
Wie lange	je 3 bis 15 Atemzüge
Heilwirkungen	Zwerchfelltraining und intensive Durchblutung der Lungen und Bronchien
Hilfsmittel	Meditationskissen

- Aufrecht auf einem Meditationskissen sitzend gleichmäßig den Atem über die Nase tief ein- und ausfließen lassen. Der Mund bleibt während der gesamten Atemübung geschlossen.
- Bewusst wahrnehmen, wie Brustkorb und Bauchdecke sich heben beim Einatmen und senken beim Ausatmen.
- Nach einer sehr tiefen Einatmung nun beim Ausatmen ca. 15 Mal nach außen stoßen, ohne währenddessen wieder einzuatmen.
- Dabei ruckartig die Bauchdecke und damit auch das Zwerchfell, den Hauptatemmuskel, immer tiefer ins Körperinnere ziehen.

- Wenn kein Atem mehr entweichen kann, wieder sanft, lange und tief einatmen.
- Erneut stoßweise ausatmen und die komplette Atemübung 3 Mal wiederholen.
- Anschließend den Rücken runden und mit rundem Oberkörper im Sitzen entspannen.

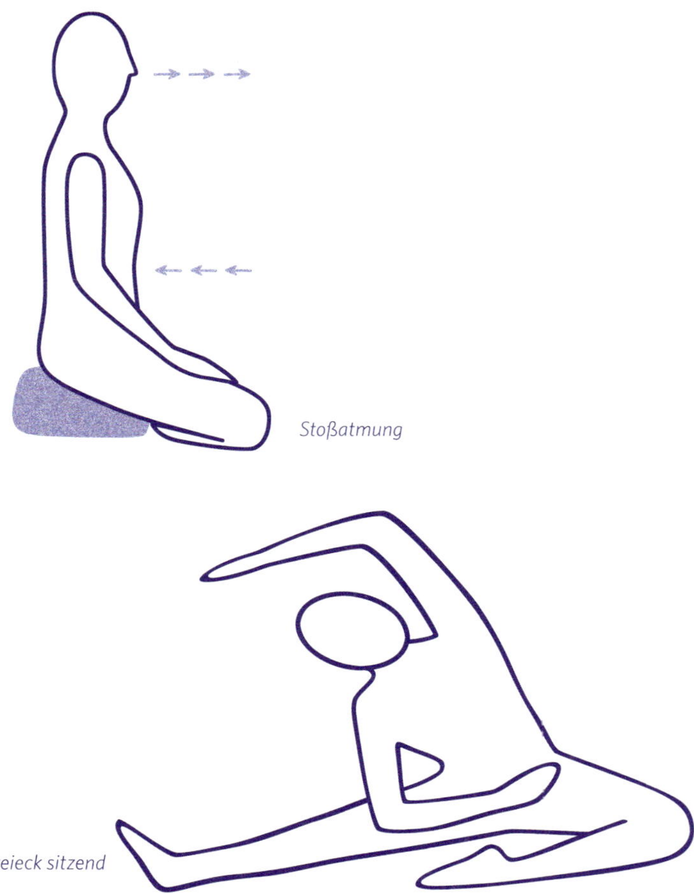

Stoßatmung

Dreieck sitzend

DREIECK (SITZEND)

Wann 1 bis 2 Mal täglich
Wie lange für je 10 Atemzüge pro Seite oder länger
Heilwirkungen Dehnung der Rippenmuskulatur für tieferes, freies Atmen und mehr Atemvolumen

- Auf einer Yogamatte sitzend die Beine grätschen.
- Zur vorbereitenden Dehnung den Oberkörper für 5 Atemzüge jeweils nach links und nach rechts drehen.
- Oberkörper wieder mittig ausrichten und das linke Bein anwinkeln, das rechte Bein gegrätscht belassen.
- Oberkörper etwas nach links drehen, dann aber nach rechts neigen und mit der rechten Hand zum rechten Fuß fassen.
- Tief in die linke Flanke ein- und ausatmen.
- Zur Verstärkung der Rippenmuskel-Dehnung nun den linken Arm gen Himmel strecken.
- Nach einigen weiteren bewussten Atemzügen Oberkörper, Kopf und linken Arm in einem weiten Bogen nach rechts neigen und 10 Mal tief ein- und ausatmen.
- Zum Aufrichten die rechte Hand vom rechten Fuß lösen, mit der linken Hand imaginär in der Luft festhalten und den Oberkörper aufrichten.
- Linkes Bein strecken und Oberkörper rund werden und nach vorne zwischen die gegrätschten Beine aushängen lassen und entspannen.
- Anschließend das rechte Bein anwinkeln und das sitzende Dreieck wie beschrieben mit dem Oberkörper nach links geneigt ausführen.

DREIECK STEHEND (TRIKONASANA)

Wann 1 bis 2 Mal täglich
Wie lange für je 10 Atemzüge pro Seite oder länger
Heilwirkungen Dehnung des gesamten Brustkorbs für tieferes, freieres Atmen und mehr Atemvolumen
Hilfsmittel Yogablock

- Auf der Yogamatte im Stehen längs positionieren und die Beine grätschen.
- Rechten Fuß um 90 Grad nach rechts drehen, linken Fuß 45 Grad nach rechts drehen.
- Rechtes Knie anwinkeln, Oberkörper nach rechts neigen und mit der rechten Hand an den rechten Fußknöchel fassen oder die Hand an der Innenseite des Fußes auf dem Boden oder auf einem Yogablock platzieren.
- Rechtes Knie wieder strecken und den ganzen Körper sicher positionieren.
- Bauchnabel, Brustkorb und Gesicht in die gleiche Ausrichtung bringen.
- Linken Arm gen Himmel strecken und bei weit gedehntem Brustkorb möglichst tief ein- und ausatmen.
- Ca. 10 Atemzüge in dem Asana „Dreieck" verweilen.
- Knie wieder anwinkeln und linken Arm und Oberkörper nach rechts unten drehen.
- Am Boden abstützen und den Oberkörper zur Mitte hindrehen, dann den rechten Fuß um 90 Grad nach links und linken Fuß um 45 Grad nach links zurückdrehen.
- Beide Knie anwinkeln, Kopf, Arme und Oberkörper locker aushängen lassen und mit rundem Rücken bei angewinkelten Knien den Oberkörper nach oben aufrollen.
- Füße nach links in die Grundposition ausrichten und das Dreieck nun mit dem Oberkörper nach links geneigt mit intensiver Atmung ausführen.
- Anschließend den Oberkörper wie beschrieben bei gegrätschten Beinen und angewinkelten Knien wieder nach oben aufrollen und nachspüren.

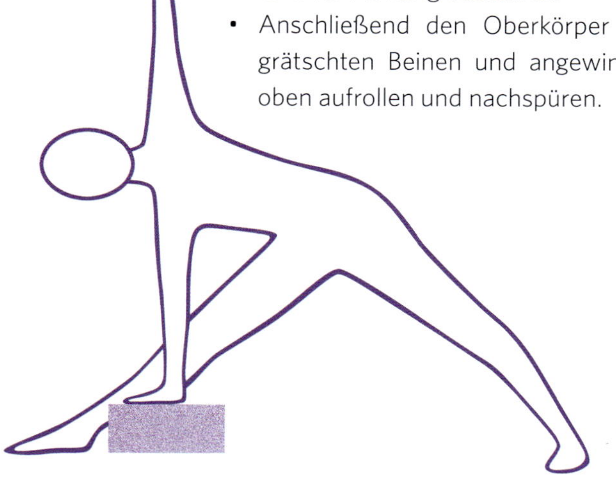

Dreieck stehend

Abwehr

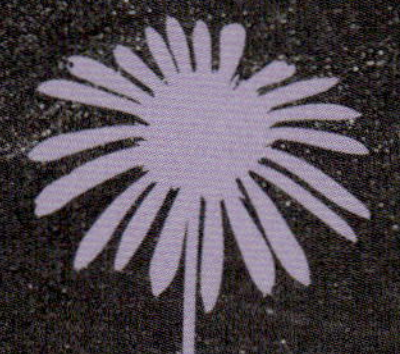

Mit Yoga und Kräutern das Immunsystem in Schwung bringen

„Durch Enthaltsamkeit und Ruhe werden viele Krankheiten geheilt."

Hippokrates von Kos

Unser wunderschöner blauer Planet, die Erde, ist ein Lebewesen. Gaia, so der Name der personifizierten Erde in der griechischen Mythologie, teilt ihre Oberfläche mit zahllosen anderen Lebewesen, vom kleinsten Samenkorn bis zu gigantischen Bäumen, vom kleinsten Bakterium bis zum größten Tier an Land oder im Wasser – und sie teilt ihre Oberfläche mit dem Wesen Mensch, das vielerorts sein Unwesen treibt oder auch als achtsames Wesen mit der Natur umgeht. Alles auf diesem Planeten ist aufeinander abgestimmt und hat eine Existenzberechtigung – eben auch Bakterien und Viren, die das Immunsystem des Menschen dann und wann ausknocken. Dies kann einige Tage oder Wochen andauern, und Infekte, die über einen solchen Zeitraum fortbestehen, sind behandlungsbedürftig und müssen abgeklärt werden. Anhaltende Immunschwäche kann Hinweise auf systemische Erkrankungen oder latente Entzündungsherde im Organismus geben (zum Beispiel entzündete Zahnwurzeln), die nicht mehr nur mit Kräutern auszuheilen sind.

Immunschwäche kann allerdings auch aufgrund unausgeheilter Infekte wie Schnupfen, Husten, Erkältungen oder Grippe entstehen. Sogenannte rezidivierende, also in Abständen wiederkehrende, Infekte deuten darauf hin, dass das Immunsystem überfordert ist und beim Aufräumen von alten und bei der Abwehr neuer Infekte nicht mehr hinterherkommt - ein Alarmsignal der Körpersprache.

Das Immunsystem des Menschen ist ein bis auf die Mikroebene ausgeklügeltes System aus Zellen, Zellorganellen, Mineralien, Botenstoffen und Molekülen, die auch über die Nahrung aufgenommen werden müssen. Haut und Darm zählen zum Abwehrsystem des Körpers ebenso wie die Schleimhäute in Nase und Mund und auch die Salzsäure im Magen oder die Augenflüssigkeit. Auf zellulärer Ebene existieren beispielsweise Mikrolebewesen namens Granulozyten, Lymphozyten und Monozyten mit dem Menschen symbiotisch zusammen und sind unverzichtbarer Teil der inneren Abwehr. Jede dieser Zellgruppen hat spezifische Aufgaben. Sie sind in unzähligen Mengen im Körper vorhanden und werden laufend neu gebildet, was an sich schon ein faszinierendes Wunder ist. Der Körper ist ein verehrungswürdiger Heilungsschöpfer, weil er sekündlich Myriaden neuer Zellen erschafft. Myriaden von Zellen? Dann könnte doch eigentlich nichts schiefgehen? Und doch versagt das grandiose Immunsystem zeitweilig oder gar chronisch. Warum?

Mit nicht ausgeheilten Erkältungen ist es ähnlich. Wenn man zum Beispiel aus Angst oder Scham, unangenehm am Arbeitsplatz aufzufallen - mit Schnupfen oder nach zu kurzer Krankschreibung ins Büro, zum Yogakurs oder in die Disco geht, obwohl das Immunsystem noch nicht belastungsfähig ist, passiert was? Erstens werden viele andere Menschen, die mit dem Erkrankten in Kontakt kommen, angesteckt und deren Immunsystem geschwächt und zweitens wird das eigene Immunsystem bereits wieder mit neuen Viren der Außenwelt konfrontiert, obwohl es noch mit der Ausheilung des ersten Vorgangs beschäftigt ist. Die innere Abwehrkraft wird also überfordert. Hinzu kommen Leistungsstress im Job, privater Stress, zu wenig Bewegung an frischer Luft und in natürlicher Umgebung, Umweltgifte, vitaminarme Ernährung etc. Sorgen und Ängste aller Art und auch Wut sowie Ärger schwächen das Immunsystem zudem akut oder dauerhaft. Auch Ärger darüber, krank zu sein, schwächt das Immunsystem. Meiner Erfahrung nach ist es hilfreich, die innere Abwehr bewusst zu motivieren und imaginär mit kleinen Meditationen zu mobilisieren.

Wer im Abstand von einigen Wochen mehrmals unter Infekten leidet, tut gut daran, den persönlichen Lebensstil kritisch zu betrachten und konsequent zu ändern. Yoga in Kombination mit Kräutergaben ist auf alle Fälle eine vorbeugende Maßnahme zur Unterstützung des Immunsystems. Was ist noch zu tun?

Angenehme und hilfreiche Wirkungen auf das Immunsystem haben Entlastungskuren, die regelmäßig (am besten zweimal jährlich) in Form von Heilfasten, Ayurvedakuren oder durch Einnahme pflanzlicher Tropfen ausgeführt werden. Ein empfehlenswertes wie profundes Ausleitungskonzept bietet die Firma Phönix mit ihren spagyrischen Arzneien an, die als Kur im Frühjahr und/oder im Herbst das gesamte Immunsystem säubern. Durch eine Art Hausputz der Leber, der Nieren, der Haut und des gesamten Lymphsystems werden dabei ein Großteil der abgelagerten Schlacken und Giftstoffe aus dem Körper hinaustransportiert. (Näheres zum „Ausleitungskonzept Phönix" bitte bei Phönix direkt, beim Heilpraktiker oder bei mir unter *welcome@birgitfelizcarrasco.com* erfragen.)

Wichtig: Chronische Immunschwäche sollte ärztlich mittels eines Blutbilds und anderer Maßnahmen abgeklärt werden.

Meine Kräuterempfehlungen bei Immunschwäche

ÄPFEL

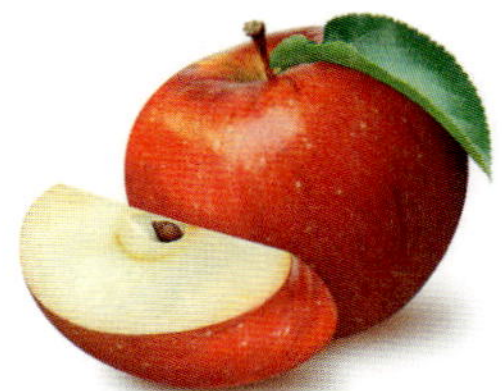

... sind in unseren Breiten ganzjährig erhältlich und – obwohl als Nahrungsmittel bekannt – auch eine wichtige Heilfrucht. Apfelbäume sind die am weitesten verbreiteten Fruchtbäume auf der Erde. Sie stammen ursprünglich aus dem Orient und Asien und werden seit dem Mittelalter auch in Europa angebaut. Seit jeher gilt der Apfel als Symbol für Erhabenheit und Machtanspruch. Äpfel sind mit ihrem Gehalt an Vitamin C, Folsäure und Mineralien wahre Stoffwechsel-Booster und weisen zudem Pektin als Inhaltsstoff auf, das für einen sauberen und intakten Darm sorgt, der als Organ essenzieller Teil des Immunsystems ist. Der Ausspruch „An apple a day keeps the doctor away – Ein Apfel am Tag hält den Doktor fern" ist weitläufig bekannt und trägt, wie alle Volksweisheiten, Wahrheit in sich. Selbstgemachtes Apfelmus, gebratene Äpfel, frischer Apfeltee (½ Apfel klein schneiden und mit heißem Wasser übergießen) oder täglich ein kleines Glas Apfelessig regen den Stoffwechsel an und stimulieren die natürliche Abwehrkraft des Organismus.

REZEPT

selbstgemachter Apfelessig

- 1 Kilo Bio-Äpfel mit Schalen und Kerngehäuse klein schneiden.
- In ein großes, steriles Gefäß füllen.
- 2 Esslöffel Zucker hinzufügen.
- Mit Wasser übergießen, bis alle Apfelstücke bedeckt sind.
- Luftdurchlässig mit einem sauberen Leinentuch abdecken.
- Ab und zu umschwenken oder mit einem sauberen Löffel umrühren.
- Nach einigen Tagen (je nach Apfelsorte) beginnt der Gärprozess (Schaum und Essiggeruch entsteht).
- Bei ausgeprägtem Essiggeruch (nach spätestens 2 Wochen) den flüssigen Inhalt durch ein hygienisches Tuch in ein steriles Gefäß abseihen.
- Weiterhin einige Wochen (4 bis 6) mit luftdurchlässiger Abdeckung gären lassen und anschließend in sterile Flaschen abfüllen.
- Die entstandene Essigmutter (schlierenartiges Gel) kann aufgehoben und für die nächste Herstellung von Apfelessig verwendet werden. Sie beschleunigt den Gärprozess.

INGWER

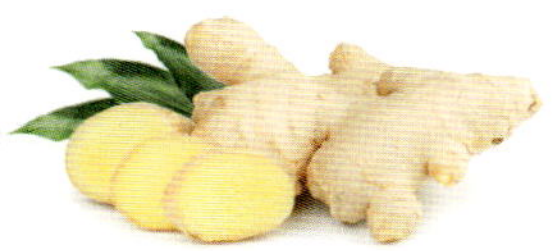

... ist ein Allround-Heilmittel, das als Gewürz in den Küchen Asiens häufig verwendet wird und auch als Arzneidroge Anwendung findet. Die vielseitig verwendbare Wurzel ist heute überall erhältlich, kann aber auch in Töpfen auf dem Balkon selbst gezüchtet werden. Stoffwechselanregende Inhaltsstoffe sind im ätherischen Öl der Ingwerwurzel und in ihren Harzsäuren enthalten, die dem Darm Harmonie, dem Körper Wärme und dem Immunsystem Kraft schenken. Etwas Ingwer täglich mit dem Essen oder als frisch aufgegossenen Tee zu sich zu nehmen, ist einfach und hilft dem Immunsystem, wieder in Schwung zu kommen. Dazu ein Stück ungeschälten Bio-Ingwer (ca. ½ kleiner Finger) ganz fein zerschneiden oder mittels einer Ingwerreibe aus Porzellan zerreiben, damit die ätherischen Öle austreten, und in eine große Tasse geben. 1 kleine Zimtstange, 10 Körner schwarzen Pfeffer und 5 Körner roten Pfeffer hinzugeben und mit heißem Wasser übergießen. Mit Zitronensaft und Honig ergänzen und möglichst heiß trinken.

SANDDORN

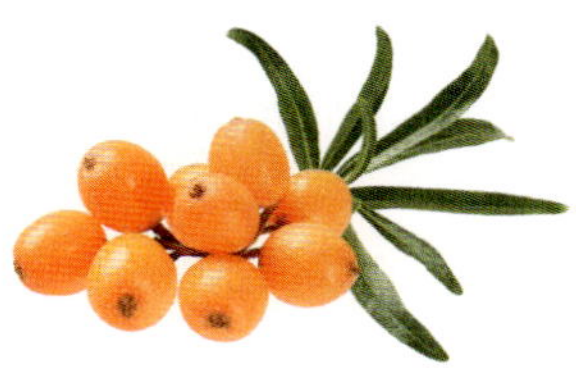

... sind widerstandsfähige Sträucher, die auf kargem, sandigem Boden in den Dünen wachsen, die dem mitunter stürmischen Meerwind standhalten und permanent der mineralreichen Meeresluft ausgesetzt sind. Die orangefarbigen Sanddornbeeren tragen die Robustheit ihres Lebensumfeldes in sich und geben mit ihrem Fruchtfleisch ansehnlich viel Vitamin C (bis zu 900 mg pro 100 g, im Vergleich zu ca. 50 mg pro 100 g Zitronen-Fruchtfleisch) an einen immunschwachen Körper ab. Sanddornfrüchte, die zusätzlich Vitamin B12 enthalten, sind als Säfte, Extrakte oder Brotaufstriche in Reformhäusern, Bioläden oder Apotheken als Immunstimulanzien erhältlich. Sanddornöle entfalten ihre Wirkung zudem bei Sonnenbrand, Wundheilung oder Neurodermitis. Getrocknete Sanddornbeeren sind auch lecker als Tee zu genießen (1 Esslöffel auf eine Tasse heißes Wasser).

ÄTHERISCHE ÖLE

... der Angelikawurzel (auch Engelwurz genannt) und Manuka (echter Teebaum) helfen dem angegriffenen Immunsystem. Sie wirken antimikrobiell gegen Viren, Bakterien und Pilze. Ätherisches Rosmarinöl fördert die Durchblutung und den Stoffwechsel und der Duft von Clementinenöl sorgt für Aufmunterung und Heiterkeit, was auch für die Genesung wichtige Schwingungen sind. Zur Inhalation von allen vier ätherischen Ölen je 2 Tropfen in 1 Liter Wasser geben oder in einer Duftlampe zur Raumbeduftung verwenden, um ein das Immunsystem stärkendes Klima zu schaffen. Am besten mit der folgenden Yogapraxis kombinieren, denn tiefe Atmung begleitet jede Ausführung von Asanas und Flows, und so werden die ätherischen Öle als heilungsunterstützende Aromatherapie gut im Körper aufgenommen.

Meine Yogaempfehlungen bei Immunschwäche

HAPPY YOGI

Wann mehrmals täglich
Wie lange für je 10 Atemzüge
Heilwirkungen macht gute Laune und stimuliert das Immunsystem

- Aufrecht stehend die Beine ein bisschen grätschen.
- Arme anheben und seitlich ausbreiten wie zu einem Freudenruf – „Yeah", „Happy" oder „Herrlich" –, der zusätzlich hilfreich ist.
- In dieser Haltung tief atmen.
- Spüren, wie der Brustkorb sich weitet und der gesamte Körper sich mittels dieser Ganzkörpergeste freut und „einfach happy" ist.

PENDEL

Wann	2 Mal täglich
Wie lange	dynamisch mindestens 10 Mal zu jeder Körperseite
Heilwirkungen	dehnt den Rücken und die Flanken, vertieft das Atemvolumen und stimuliert das Immunsystem

- Auf der Yogamatte im Fersensitz positionieren und den Oberkörper aufrichten.
- Abwechselnd Kopf und Oberkörper zur Seite nach links (mit rechtem erhobenem Arm) neigen und nach rechts (mit linkem erhobenem Arm) neigen.
- Während der Seitneigung ausatmen und während der Aufrichtung einatmen.
- Dabei lächeln und fröhlich sein.

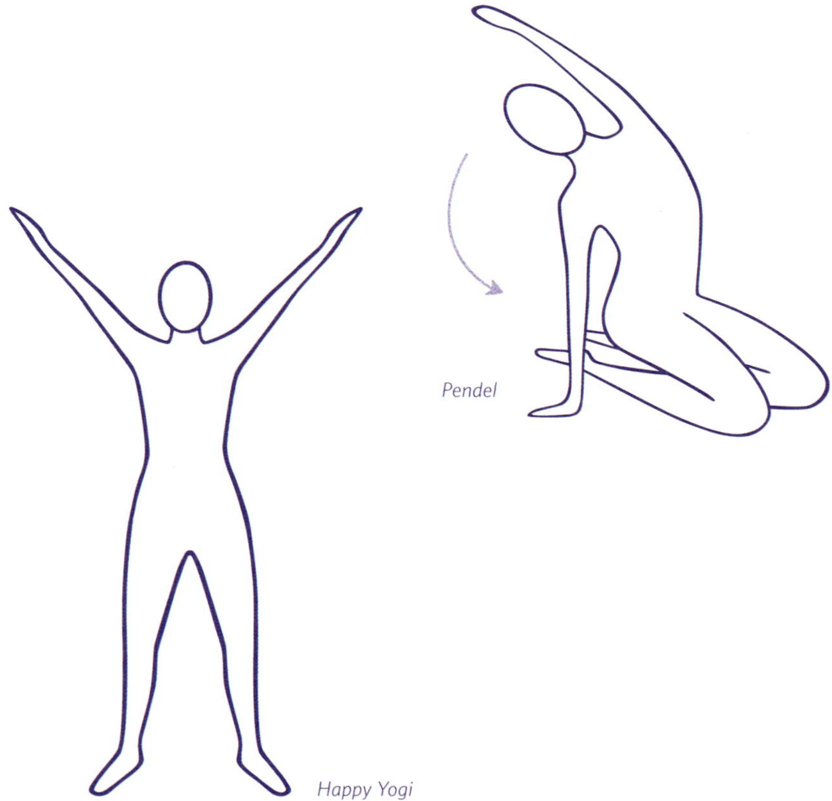

Pendel

Happy Yogi

SONNENGRUSS (SURYA-NAMASKAR-VARIANTE)

Wann 1 Mal täglich
Wie lange anfänglich mindestens 3 komplette, langsame Flows und im Laufe einiger Wochen auf 8 bis 10 Flows steigern
Heilwirkungen stimuliert alle Hormondrüsen sowie das Immunsystem und macht den gesamten Bewegungsapparat geschmeidig

- Aufrecht stehend, Füße hüftbreit, im vorderen Bereich der Yogamatte positionieren.
- Handflächen in Brusthöhe aneinanderlegen und bewusst den folgenden Yoga-Flow der Gesundheit des Körpers widmen.
- Einatmend die Hände gen Himmel führen und den Oberkörper leicht nach hinten beugen, Arme dabei ausbreiten (Happy Yogi).
- Ausatmend Arme, Kopf und Oberkörper nach vorne und unten neigen, bis die Finger/Hände die Erde berühren (Kniekuss).
- Einatmend das rechte Bein nach hinten stellen und das rechte Knie zur Erde absenken.
- Ausatmend Oberkörper aufrichten und Arme anheben (Halbmond).
- Einatmend wieder nach vorne und unten neigen, mit den Händen abstützen, den Po anheben.
- Ausatmend linkes Bein nach hinten stellen und das weite, gestreckte Asana Hund ausführen (Fersen dürfen schweben, Kniekehlen strecken).
- Einatmend beide Knie absenken, in Vierfüßler-Position den Po weit nach hinten strecken, Ellenbogen nach außen abwinkeln und mit dem Oberkörper nach vorne „durchtauchen".
- Ausatmend in die Bauchlage kommen und das Stirnchakra für einen Moment in Atemstille zur Erde hin ablegen.
- Einatmend auf die Hände gestützt die Schultern und dann den Kopf anheben und das Asana Kobra ausführen (klein, mittel oder groß – je nach Yogalevel, siehe Seite 85).
- Ausatmend Po und Rücken anheben, aus der Vierfüßler-Position zurück in den Hund kommen.

- Einatmend von der Hund-Haltung zurück in die Vierfüßler-Position gehen.
- Ausatmend wiederum den rechten Fuß nach vorne stellen, Oberkörper und Arme aufrichten (Halbmond).
- Einatmend mit beiden Händen neben dem rechten Fuß abstützen, Po anheben und das linke Bein nach vorne stellen.
- Ausatmend den Kniekuss ausführen.
- Einatmend achtsam mit angewinkelten Knien und rundem Rücken (oder geradem Rücken bei fortgeschrittenem Yogalevel) den Oberkörper aufrichten und zurück in die Haltung des Happy Yogi kommen.
- Handflächen aneinanderlegen und ausatmend zum Herzchakra führen.
- Damit ist ein halber Sonnengruß beendet. Die zweite Hälfte folgt, indem nun das linke Bein nach hinten gestellt wird.
- Kompletten Flow, jeweils mit rechtem und linkem führenden Bein, 3 Mal oder öfter wiederholen.

Abbildungen siehe Folgeseite

REZEPT

Vitamin-C-Special-Drink mit Gerstengraspulver

- 200 ml frisch gepressten Orangensaft,
- 1 dünne Scheibe Ingwer,
- 1 geschälte und zerkleinerte Kiwi,
- 1 gehäuften Teelöffel Gerstengraspulver
- in einem Mixer 30 Sekunden mixen,
- trinken, genießen, gesund werden und bleiben.

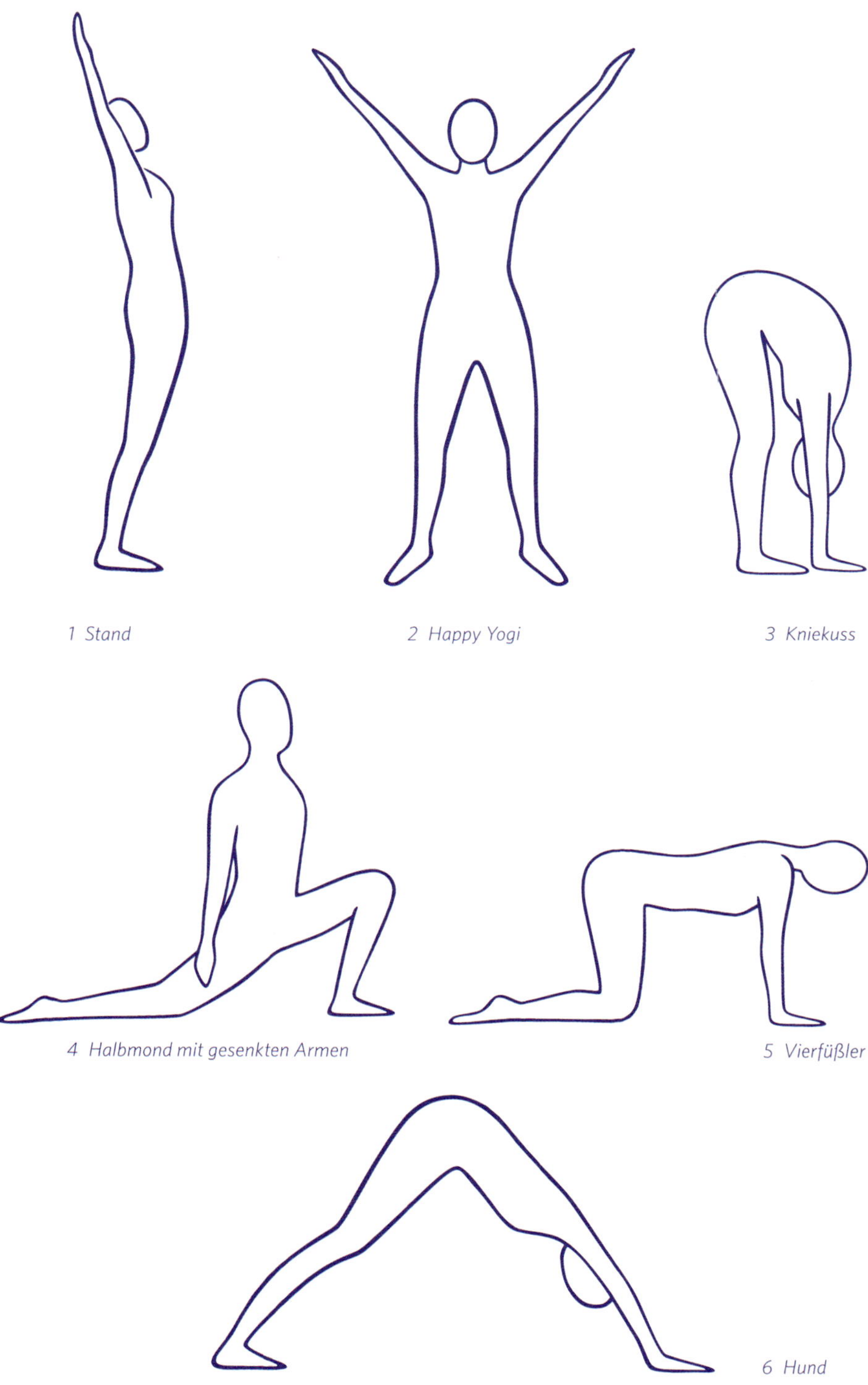

1 Stand

2 Happy Yogi

3 Kniekuss

4 Halbmond mit gesenkten Armen

5 Vierfüßler

6 Hund

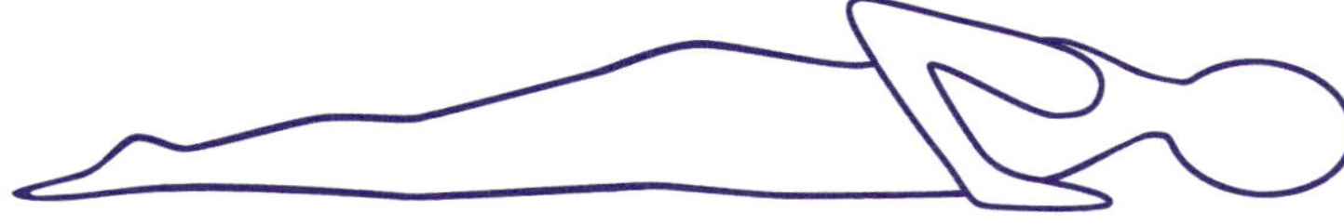

7 Bauchlage

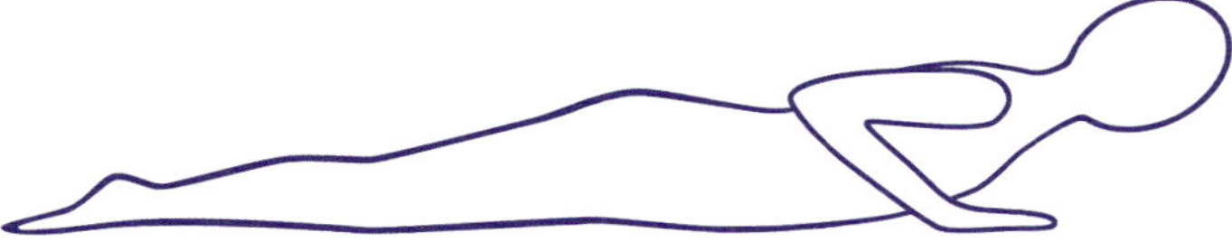

8 Kleine Kobra

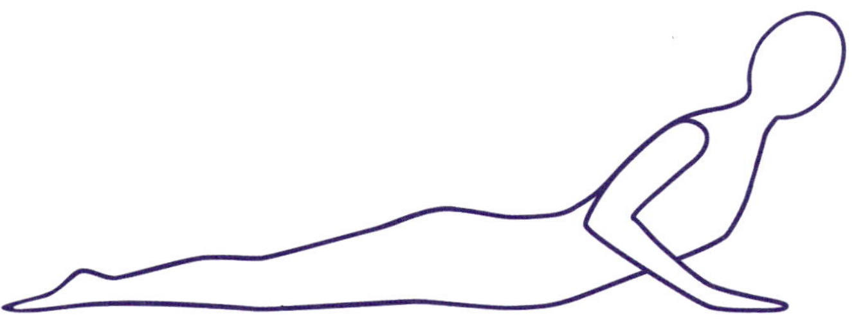

9 Mittlere Kobra

10 Große Kobra

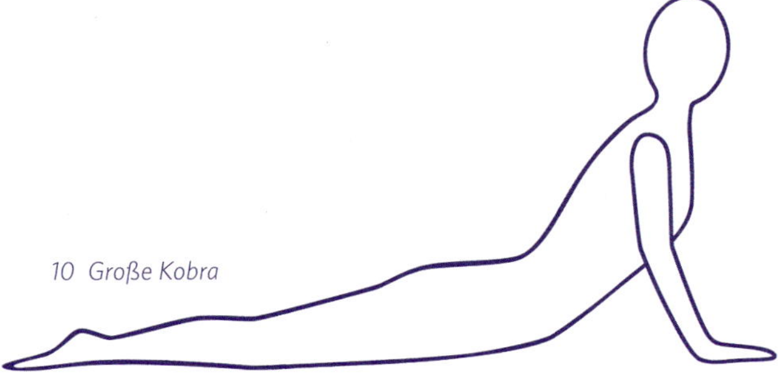

Kopfschmerzen

Mit Yoga und Kräutern Kopfweh mildern

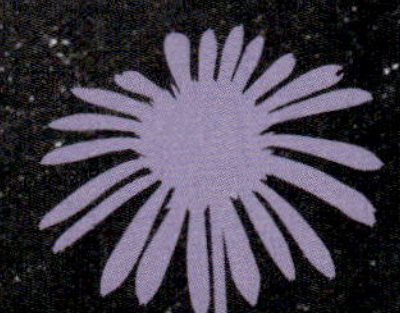

„Alle Dinge sind Gift, und nichts ist ohne Gift. Allein die Dosis macht, dass ein Ding kein Gift ist."

Paracelsus

Wenn der Kopf schmerzt, fühlt man sich wie ausgeknockt und je nach Stärke des Kopfwehs kaum mehr handlungs- oder denkfähig. Wir wissen nicht, ob Tiere auch Kopfschmerzen haben, und falls doch, vermutlich eher aus entzündlichen Krankheitsgründen denn aus Überlastung, wie es bei Menschen oft der Fall ist. Dann brummt der Kopf mal wieder so richtig oder fühlt sich an wie eine dumpfe Watte-Ansammlung statt Gehirnmasse. Studien zufolge leiden rund die Hälfte der Bundesbürger unter Kopfschmerzen und nehmen regelmäßig Kopfschmerzmittel ein. Schmerzmittel aller Art sind frei in der Apotheke in verschiedenen Dosierungsgraden erhältlich, und wenn die Wirkstoffintensität nicht mehr anschlägt, verschreiben Ärzte stärkere Mittel, die meist Opiate enthalten. Aus dieser Steigerungsspirale wieder auszusteigen ist schwierig, denn Analgetika können körperlich und mental süchtig machen. Darüber hinaus schädigen Wirkstoffe gegen Schmerzen bei dauerhafter Anwendung das Körpersystem, greifen Magen- und Nierengewebe an und verursachen schließlich aus sich heraus Schmerzen.

Kopfschmerz ist nicht gleich Kopfschmerz, und so ist es ratsam, die Medikamente penibel genau auf die Ursachen des Kopfschmerzes abzustimmen, was bei freiem Verkauf kaum möglich ist. Kein Schmerzmittel sollte leichthin und schon gar nicht dauerhaft eingenommen werden, auch wenn man sie wie Bonbons oder Taschentücher in der Apotheke kaufen kann. Die häufigsten Kopfschmerzen rühren von muskulären Verspannungen, die im Rücken, in den Schultern und Nacken sitzen und meiner Erfahrung nach relativ leicht mit regelmäßiger Yogapraxis und Massageanwendungen zu eliminieren sind. Menschen, die über längere Zeiträume Yoga praktizieren, berichten sogar von deutlichen Verbesserungen in Bezug auf ihre Migräne-Krankentage, sodass diese weniger häufig bis gar nicht mehr auftreten. Kopfschmerzen können übrigens auch aufgrund von vielleicht unentdeckten Entzündungsherden im Körper herrühren, wie beispielsweise bei Stirnhöhlenvereiterungen, Ohren- oder Zahnentzündungen, und normale Begleiterscheinungen bei Erkältungen und Grippe sowie ein Hinweis auf nachlassende Sehstärke oder ein Signal des Körpers für Bluthochdruck sein.

Eine weitere Ursache für Kopfweh ist zweifelsohne unser Lebensstil, der das Organsystem des Menschen überfordert, bis metaphorisch gesprochen der Kopf raucht. Gedanken können im schnelllebigen Alltag kaum zu Ende gedacht werden, weil bereits die nächste E-Mail beantwortet, SMS beachtet werden muss etc. etc. Die „Plings" der brandneuen Handynachrichten unterbrechen jeden Konzentrations- und Konversationsversuch. Was ist zu tun? Das Handy mehrmals täglich abzuschalten ist ein erster Heilungsansatz, ebenso wie zeitweilige Computer- und TV-Abstinenz, besonders in der Freizeit und an arbeitsfreien Wochenenden. Alle elektronisch-visuellen Reize benötigen unfassbar viel Verarbeitungskapazität des Gehirns, das vor gar nicht so lange zurückliegender Zeit noch gemütlich mit allen Sinnen in die Welt hinausblicken konnte und einfach diese Eindrücke verarbeiten durfte. Kopf und Körper sind keine Maschinen, die mit etwas Schmieröl oder Schmerzmittel dauerhaft funktionieren. Vielmehr ist das Körper-Geist-System des Menschen eine sensible Ganzheit, die regelmäßige Pausen sowie profunde Erholungsphasen braucht ... und außerdem Yoga und ein paar hilfreiche Kräuter aus der schöpferischen Symbiose mit der Natur.

Wichtig: Bei regelmäßig wiederkehrenden Kopfschmerzen sind eine Konsultation und Anamnese von Heilpraktikern und Ärzten empfehlenswert.

Meine Kräuterempfehlungen bei Kopfschmerzen

MÄDESÜSS

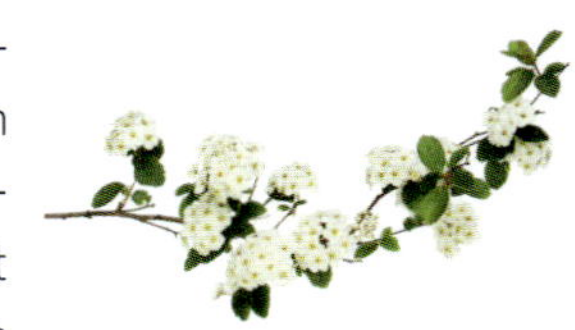

... wird auch als Wiesenkönigin oder Geißbart betitelt, was sicher von den kleinen weißen Sommerblüten herrührt, die am bis zu ein Meter fünfzig hohen Busch wie puschelige Bälle aussehen. Mädesüß wächst an Ufern von Flussläufen und bringt auch beim Menschen mit seinen Wirkstoffen wieder alles ins Fließen, was sich schmerzhaft im Körper staut und stockt. Wie das natürliche Mittel der Weidenrinde enthält Mädesüß Acetylsalicylsäure, aus der auch der chemische Wirkstoff Aspirin besteht. Acetylsalicylsäure hat eine schmerzstillende wie auch blutreinigende und blutverdünnende Wirkung, was bereits vor Jahrhunderten bekannt war. Mädesüß kann als Blütentee gegen Kopfschmerzen zubereitet und in einer Menge von 2 bis 3 Tassen pro Tag genossen werden (2 Teelöffel Blüten pro Tasse), sollte jedoch keinesfalls von Schwangeren und Personen mit Allergien gegen Acetylsalicylsäure verwendet werden.

MAJORAN

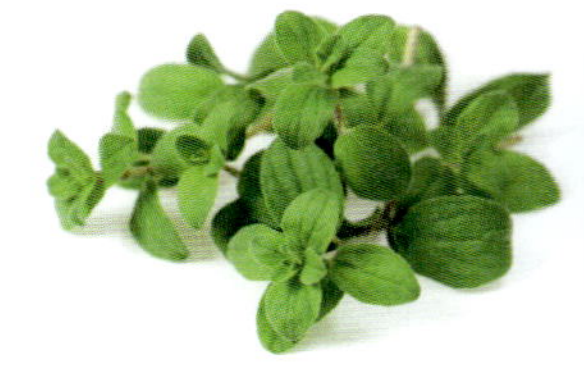

... findet bekanntermaßen als Gewürz in der Küche Verwendung. Die einjährige Pflanze kann man in Gärtnereien kaufen und auf dem Fensterbrett, Balkon oder im Garten als Topfpflanze hegen und pflegen. Majoran hat eine würzige Note für kräftige Speisen und enthält kraftvolle Wirkstoffe, die Krämpfe und Verspannungen lösen. Ein Majoran-Heilöl kann man selbst ansetzen und bei Bedarf gegen Kopfschmerzen auf Schultern, Nacken und Stirn auftragen.

REZEPT

Majoran-Heilöl

- Ein großes Einmachglas zu einem Drittel mit frischen Majoran-Stängeln befüllen.
- Befülltes Glas mit Bio-Olivenöl oder Sonnenblumenöl auffüllen.
- Glas in einen Topf mit Wasser stellen und langsam erhitzen.
- Ungefähr 15 Minuten im Wasserbad köcheln, Herd abstellen und langsam abkühlen lassen.
- Glas verschließen und für ca. 3 Tage an einen sonnigen Platz stellen und ab und zu schütteln.
- Schließlich den Inhalt abseihen und das Öl in ein oder mehrere dunkle (saubere) Fläschchen füllen, etikettieren, datieren und je nach Bedarf als Einreibung verwenden.

WALDMEISTER

... ist weitestgehend bekannt als frisches grünes Kraut, das unter anderem als Bowle mit Weißwein oder Sekt genossen wird. In der Kombination ist der Genuss des Waldmeisters schon deshalb sinnvoll, weil dieses Heilkraut gegen Kopf- und Nervenschmerzen wirkt und darüber hinaus auch krampflösend und beruhigend ist. Kopfschmerz nach Bowle-Genuss sollte damit ausgeschlossen sein. Wer Waldmeister alkoholfrei genießen will, bereitet sich einen Tee aus dem frischen blühenden Heilkraut (1 bis 2 Stängel auf eine Tasse), das man von April bis Mai in Laubwäldern sammeln und zur Lagerung auch trocknen kann. Eine weitere Anwendung findet das getrocknete Heilkraut als Duftkissen für das Bett, denn das Waldmeister-Aroma hat wie gesagt eine beruhigende Wirkung und fördert ausgiebiges Wohlgefühl, was bei Kopfschmerzen hilfreich ist.

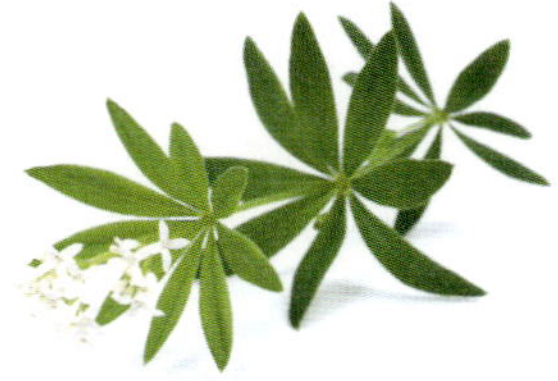

ÄTHERISCHE ÖLE

... bei Kopfschmerzen stellen generell und besonders unterwegs eine schnelle Hilfe dar, wenn man ein Fläschchen der Essenzen bei sich trägt bzw. vorrätig hat. Das ätherische Öl des Kardamoms ist beispielsweise für Stirn- oder Nackenbereich geeignet (bitte ganz sparsam, lediglich 1 bis 3 Tropfen, auftragen und nie in Augennähe bringen). Kardamom fördert die Durchblutung des Kopfes, was krampflösend wirkt. In der Duftlampe haben sich ein Gemisch aus 2 Tropfen Kardamom und 5 Tropfen Orangenöl bewährt. Für Stirn und Schläfen zur Eigenmassage hat Pfefferminzöl eine kühlende und gleichzeitig krampflösende und schmerzstillende Wirkung. Auch hier gilt Vorsicht in Augennähe und generell sparsame Verwendung des Öls, zum Beispiel vor einer sanften Yogapraxis, wie im Folgenden vorgeschlagen.

Meine Yogaempfehlungen bei Kopfschmerzen

KROKODIL (MAKARASANA) IN DER RÜCKENLAGE

Wann 2 Mal täglich morgens und abends oder bei aktuellem Kopfweh
Wie lange für ca. 5 Minuten je Körperseite
Heilwirkungen vertieft die Atmung, beruhigt das Nervensystem, dehnt Schultergürtel- und Nackenmuskulatur

- In Rückenlage auf einer Yogamatte oder einer Decke den Kopf mit einem kleinen, flachen Kissen abstützen.
- Kopf ein paar Mal sanft nach links und rechts wiegen, dann das Gesicht wieder zum Himmel ausrichten.
- Füße aufstellen und die angewinkelten Beine sanft nach links und rechts wiegen.
- Arme seitlich ausbreiten, ohne dabei die Schultern zu verspannen, Handinnenseite dabei Richtung Himmel öffnen.
- Ausatmend angewinkelte Beine nach rechts zur Erde ablegen, dabei linke Hüfte gen Himmel schieben.
- Schultergürtel und Nacken locker lassen.

- Tief ein- und möglichst lange ausatmen. Tiefe Atmung entspannt und entkrampft.
- Nach einiger Zeit, wenn der Körper sich an die Haltung gewöhnt hat, das Gesicht nach links wenden, um Hals- und Nackenmuskeln bei weiterhin tiefer Atmung zu dehnen.
- Arme und Schulterblätter liegen locker in Kontakt mit dem Untergrund.
- Nach ca. 5 Minuten das Gesicht wieder achtsam gen Himmel drehen.
- Einatmend die Beine anheben, Füße abstellen und dann die Beine zum Bauch hin ziehen, umfassen und sanft in Eigenumarmung nach links und rechts wiegen.
- Danach Füße wieder aufstellen und das Krokodil mit den Beinen nach links und dem Gesicht nach rechts gewendet 5 Minuten ausführen und die entspannende Wirkung genießen.

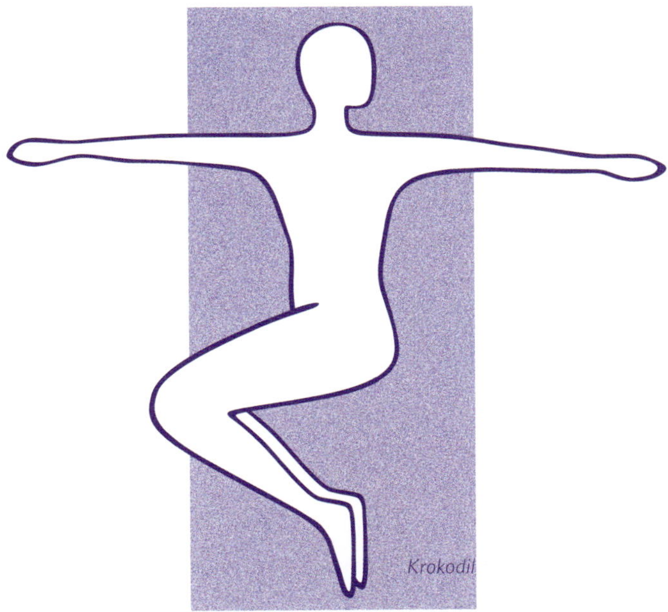
Krokodil

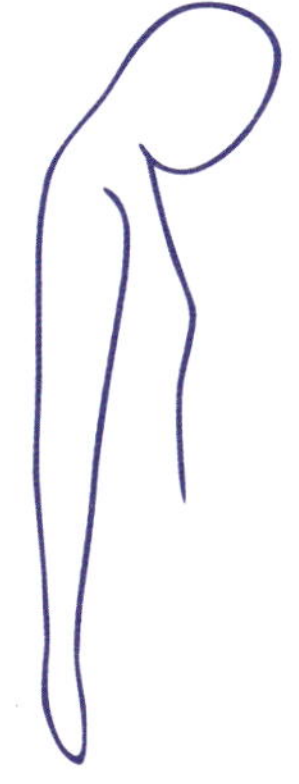
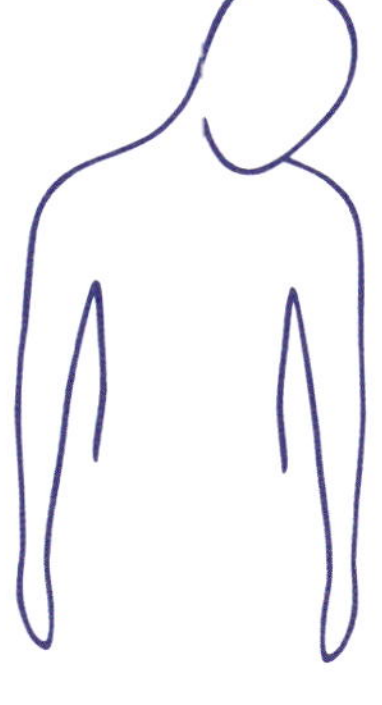
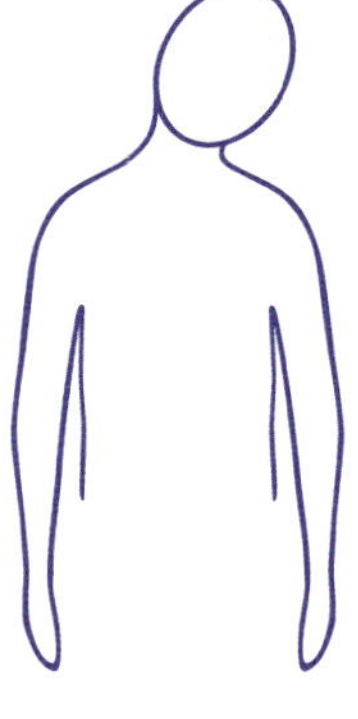

Nackendehnung

NACKENDEHNUNG (SITZEND)

Wann so oft wie möglich präventiv und bei Kopfschmerzen
Wie lange solange es guttut
Heilwirkungen lockert Nacken- und Schulterpartie

- Alle Bewegungen aufrecht sitzend – gegebenenfalls mit geradem Rücken angelehnt an eine Wand oder Stuhllehne – langsam und liebevoll ausführen.
- Erstens das Kinn Richtung Brustbein senken und sanft nach links und rechts bewegen, sodass die Nackenmuskulatur spürbar gedehnt wird (Rücken aufgerichtet belassen).
- Zweitens den Kopf wieder aufrichten, Scheitel zum Himmel ausrichten, Kopf nach rechts wenden und nach rechts blicken (für 8 Atemzüge). Sanft den Kopf wieder zur Mitte hin drehen und dann den Kopf nach links wenden (für 8 Atemzüge).
- Drittens den Kopf wieder zur Mitte hin drehen (Rücken gerade, Schultern locker) und dann den Kopf nach rechts Richtung Schulter neigen, ohne die Schultern mitzubewegen (für 8 Atemzüge). Anschließend Kopf achtsam aufrichten und nach links neigen (für 8 Atemzüge).
- Abschließend die erste Dehnung mit dem Kinn Richtung Brustbein wiederholen.

EIGENUMARMUNG

Wann 2 Mal täglich morgens und abends oder bei aktuellem Kopfweh
Wie lange für mindestens 10 Atemzüge je Körperseite
Heilwirkungen dehnt Rücken-, Nacken, Brust-, Schulter- und Armmuskeln und lockert die Nervenbahnen in und an der Wirbelsäule

- Aufrecht stehend die Füße nahe beieinander positionieren.
- Arme ausbreiten, ohne die Schultern anzuheben, und den linken Arm hinter den Rücken führen.
- Linke Handinnenseite mit Daumen zur Erde zeigend in Höhe der rechten Hüfte/des unteren Rückens platzieren.
- Rechte Handfläche auf den Bereich zwischen linker Brustseite/linker Schulter platzieren (ohne die Schultern anzuheben).
- Ausatmend Oberkörper und Kopf nach links drehen, dabei weder die Schultern anheben noch den Kopf nach hinten Richtung Nacken neigen.
- Tief und bewusst atmend in der Haltung verweilen.
- Nach ca. 10 Atemzügen Oberkörper und Kopf wieder zur Mitte hin drehen, Arme absenken, einen Moment aufrecht stehend und nachspürend verweilen.
- Anschließend die Eigenumarmung wie beschrieben mit dem rechten Arm am Rücken liegend und nach rechts drehend ausführen.

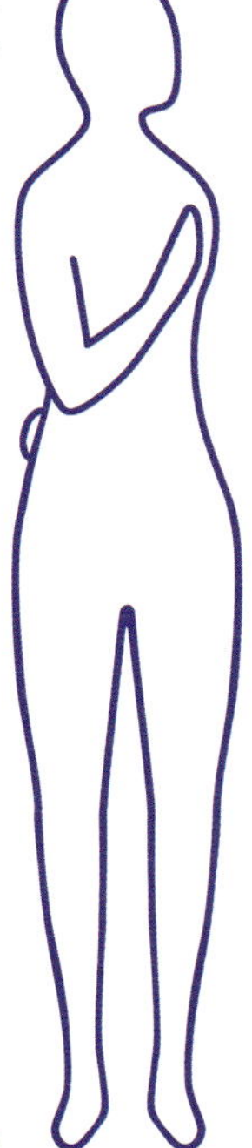

Eigenumarmung

Magen

Mit Yoga und Kräutern den Magen wohlig stimmen

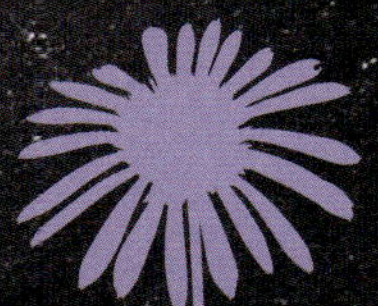

„Eure Nahrungsmittel sollen eure Heilmittel sein, und eure Heilmittel sollen eure Nahrungsmittel sein."

Hippokrates von Kos

„Ich bin verstimmt" oder „Mir ist etwas auf den Magen geschlagen" sind Aussprüche, die heute noch als Synonym für Unwohlsein gebraucht werden und die emotional-physische Verbindung zwischen Magen und Stimmungslage verdeutlichen. „Sich ein Loch in den Bauch ärgern" ist ebenso ein gebräuchlicher Ausdruck, der zudem umschreibt, wie tief und wahrlich leidvoll Gefühle von Wut oder Ärger ein Körpersystem belasten können. Wer einmal eine Irritation der Magenschleimhaut oder gar Gastritis hatte, weiß um den brennenden Schmerz im oberen Bauchraum.

Das Solarplexuschakra, das in der oberen Bauchregion als feststoffliches wie feinstoffliches Empfindungsgeflecht lokalisiert ist, ist unmittelbar mit dem Magenbereich verbunden. Dieses sogenannte Sonnengeflecht ist unsere

Wahrnehmungsregion für Sympathie und Antipathie, für Mitgefühl und für „Übergefühl", das bei Überforderung durch Ärger, Frustration oder Trauer empfunden wird. Wahrnehmungen im Solarplexus, Magen und in weiteren Organen wie Leber und Gallenblase sind physische Indikatoren für starke Emotionen und repräsentieren unser viel zitiertes, aber wenig respektiertes Bauchgefühl. Wenn das Bauchgefühl wiederholt mit sanfter Stimme signalisiert „Das tut mir nicht gut" - mögen spezifische Nahrung, Getränke oder Begebenheiten oder Lebenssituationen der Grund sein -, enden die ignorierten Signale alsbald in Magenverstimmungen oder Magenentzündungen.

Das Organ Magen ist von der Schöpfung mit einem penibel ausgewogenen Verhältnis zwischen der potenziell für den Körper durchaus gefährlichen Salzsäure und anderen chemischen Stoffen sowie Schleimhaut und Zellen ausgestattet worden, die dieser ätzenden Säure standhalten können. Außerdem besitzt der Muskelschlauch des Magens die erstaunliche Fähigkeit, sich zu weiten, wenn er gerade zum Beispiel eine Pizza zu verarbeiten hat, oder zusammenzuziehen, wenn Essenspausen herrschen. Alles für den Organismus Schädliche wird von der Magensäure zerstört, und so trägt der sensible wie smarte Magen tagtäglich zu unserer Lebensrettung bei. Wenn der Magen beginnt zu schmerzen, ist es höchste Zeit für Beachtung und sofortige heilsame Maßnahmen, auch weil mit einer Fehlfunktion des Magens der gesamte Verdauungsvorgang im Zusammenspiel mit Bauchspeicheldrüse, Leber und Darm gestört wird.

Magenverstimmungen sind oft emotionale Verstimmungen, können jedoch auch beispielsweise durch zu viel Kaffee- oder Schokoladengenuss hervorgerufen werden. Die Frage stellt sich dann natürlich unter den gegebenen Umständen auch, warum zu viel Kaffee oder zu viel Schokolade konsumiert wird. Geht es mal wieder zu hektisch zu oder ist man eigentlich dauerhaft müde? Geht es um süßen Trost oder rasche Nahrungsaufnahme, um leistungsfähig zu bleiben? Oder ist man von einem emotionalen Erlebnis derartig erschüttert, dass der Magen aufgrund von Wut oder extremem Mitgefühl mit überschießender Magensäureproduktion reagiert? Ein erster Schutz der empfindsamen Solarplexusregion ist liebevolles Handauflegen (vorher die Hände bewusst aneinanderreiben) auf die Bauchdecke. So schenkt man sich selbst bewusste Aufmerksamkeit, sorgsames Hinhören und Erfühlen, was aktuell im Lebensverlauf zu schwer verdaulich ist. Als weitere Helfer stehen Kräuter und Yogaübungen zur Verfügung; Erstere sind bitter im Geschmack, Letztere sanft in ihrer Wirkweise. Eine hervorragende und rasch wirksame Arznei bei

Magenbeschwerden ist außerdem die spagyrische Tropfenmischung Solunat Nr. 19 der Firma Soluna, die in Apotheken erhältlich ist und gemäß den Angaben eingenommen werden soll.

> Wichtig: Bei akuten, anhaltenden Magenschmerzen sollte ein Internist eine detaillierte Diagnose stellen, um Ursachen zu klären und beispielsweise Gastritis oder Magengeschwüre auszuschließen.

Meine Kräuterempfehlungen bei Magenproblemen

BERTRAM

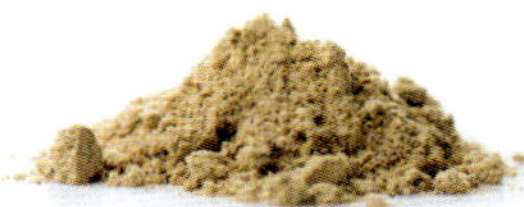

... ist eine wenig bekannte und mysteriöse Heilpflanze, die Hildegard von Bingen immer wieder erwähnt hat und die auch heute noch von Eingeweihten als Mittel bei Magenbeschwerden empfohlen wird. Die Pflanze, die im Mittelmeerraum beheimatet ist, ähnelt äußerlich der Kamille, schmeckt aber schärfer und ihre Wurzel bitter. Die verarbeitete Wurzel ist als Pulver erhältlich, das man bei Magenproblemen regelmäßig als Gewürz über das Essen streuen sollte (1 Teelöffel) und auch in Joghurt oder auf Müsli verwenden kann. Zwar ändert sich dann der Geschmack der Speisen, der Magen jedoch dankt es mit Wohlgefühl.

GELBER ENZIAN

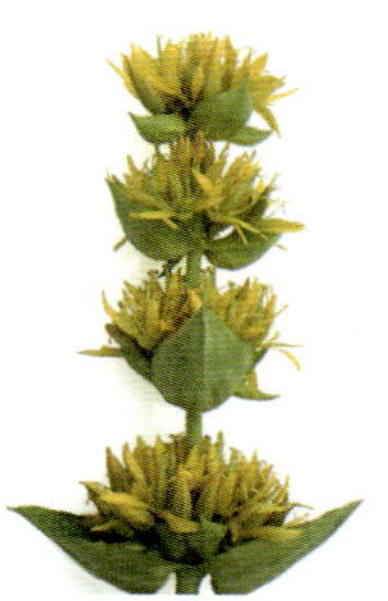

... ist eine wirklich bittere Pflanze, die gegen die innere, mentale Bitterkeit wunderbar wirkt, die sich durch einen empfindlichen oder entzündlichen Magen ausdrückt. Das sensible Verhältnis von Magensäure und anderen Wirkstoffen im Magen benötigt vor allem Bitterstoffe für eine ausgewogene Produktion aller Sekrete. Bitterstoffe werden jedoch bei der heutigen Ernährungsweise selten verwendet und zudem durch viele Aromen und durch Süßstoffe ersetzt, was sich doppelt nachteilig auf die Funktion des Magens auswirkt. Also zurück zum kleinen Enzianschnaps zum Essen? Eine Enziantinktur, die tropfenweise eingenommen wird, kann man selbst herstellen. Enzian wirkt ausgleichend-anregend auf die Magensäureproduktion und sollte allerdings bei Gastritis oder Magengeschwüren nicht konsumiert werden.

REZEPT

Enziantinktur

- 20 Gramm getrocknete und zerkleinerte Enzianwurzel in ein großes Gefäß einfüllen.
- ½ Liter 40%igen Weingeist darübergießen.
- Gefäß verschließen und das Gemisch 3 Wochen an einem lichtgeschützten Ort ziehen lassen, gelegentlich schütteln.
- Anschließend die Wurzelbestandteile abfiltern.
- Von der Tinktur 10 bis 15 Tropfen jeweils vor dem Mittag- und Abendessen einnehmen.

WACHOLDER

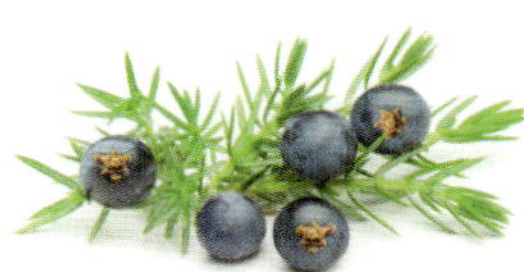

... findet man als Busch in vielen Gärten, weil Wacholder in Bezug auf Pflege und Bodenbeschaffenheit anspruchslos ist und sogar im Hochgebirge gedeiht. Gin ist wohl das bekannteste Getränk, das aus Wacholderbeeren hergestellt wird, die eigentlich gar keine Beeren, sondern botanisch kleine Zapfen dieses Zypressengewächses sind. Die wohltuenden Wirkungen der Wacholder-Heilpflanze sind vielfältig: Wacholder hilft bei Magen- und daraus resultierenden Verdauungsproblemen, wirkt antibakteriell und schützt die Atemwege vor Infekten, aktiviert die Nieren und wirkt harntreibend. Für die Zubereitung als Tee zerdrückt man 1 Teelöffel der getrockneten Beeren pro Tasse, die mit heißem Wasser übergossen werden (2 bis 3 Tassen über den Tag verteilt trinken).

ÄTHERISCHE ÖLE

... sind bei Magenproblemen hilfreich in äußerer Anwendung, zum Beispiel durch Kompressen, die mit etwas warmem Mandelöl, gemischt mit dem ätherischen Öl der gelben Kamille, getränkt zur Beruhigung auf den Solarplexus gelegt werden. Für die Beduftung der Räumlichkeiten mittels Duftlampen hat sich Geranium bewährt, denn das ätherische Öl der Rosengeranien wirkt stimmungsaufhellend, auch bei gefühlsbelasteten Menschen in schwierigen Lebensphasen.

Meine Yogaempfehlungen bei Magenproblemen

DREHSITZ (MATSYENDRASANA-VARIANTEN)

Wann 1 bis 2 Mal täglich
Wie lange für ca. 12 Atemzüge pro Seite
Heilwirkungen massiert die inneren Organe im Bauchbereich und sorgt für heilsam-aktive Durchblutung

- Aufrecht mit ausgestreckten Beinen auf die Yogamatte setzen, Scheitel zum Himmel hin aufrichten, Rücken gerade halten.
- Variante eins: Mit ausgestreckten Beinen den Oberkörper nach links drehen, linke Handfläche am Boden hinter dem Rücken positionieren (Finger zeigen weg vom Körper) und rechte Hand an die linke Hüfte legen, tief atmen. Sanft zurückdrehen und die Bewegung nach rechts ausführen.
- Variante zwei: Das linke Bein anwinkeln und den Oberkörper nach links drehen. Handhaltungen dabei wie in Variante eins. Das rechte Bein anwinkeln und nach rechts drehen.
- Variante drei: Das linke Bein anwinkeln, mit dem rechten Bein überkreuzen und den Oberkörper nach links drehen. Handhaltungen dabei wie in Variante eins. Danach das rechte Bein anwinkeln und die Bewegung nach rechts drehend ausführen.

KROKODIL (IN BAUCHLAGE)

Wann 1 bis 2 Mal täglich
Wie lange für ca. 15 Atemzüge zu jeder Körperseite
Heilwirkungen vertieft die Bauchatmung und massiert die Bauchorgane durch intensive Zwerchfellbewegung

- In Bauchlage die Arme anwinkeln und die Hände unter dem Gesicht übereinanderlegen.
- Zeige- und Mittelfinger spreizen und eine Spalte bilden, in die das Kinn platziert wird, dann Ellenbogen wieder etwas zurückziehen, um den Nacken zu entlasten.
- Gesicht nach rechts wenden, Kinn jedoch in der Fingerspalte belassen.
- Jetzt die Unterschenkel anheben und sanft nach links zur Erde ablegen, bis die rechte Hüfte zum Himmel ausgerichtet ist.
- Mit einigen tiefen Atemzüge gewöhnt sich der Körper an diese Haltung und die linke Wange kann auf der Handfläche ruhen.
- Nach ca. 15 Atemzügen zuerst das Gesicht zurückdrehen, dann die Unterschenkel absenken, Arme nach hinten legen, Kopf nach links wenden und nachspüren.
- Anschließend die Yogaübung mit Unterschenkeln und Kopf nach links positioniert ausführen.

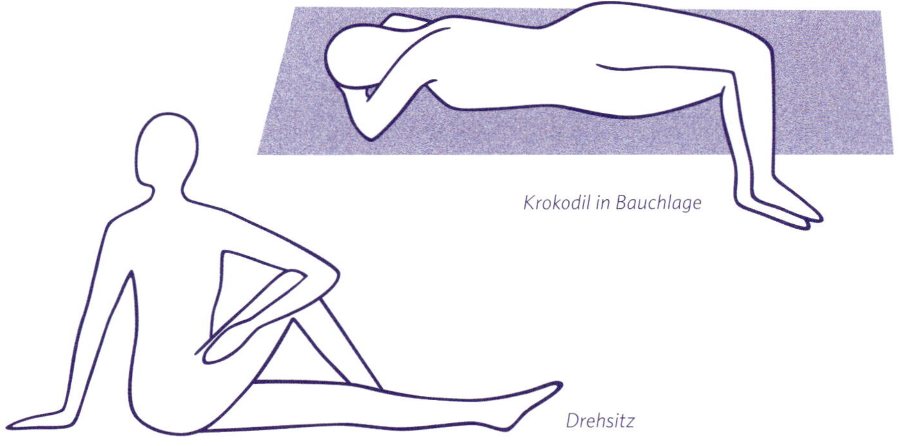

Krokodil in Bauchlage

Drehsitz

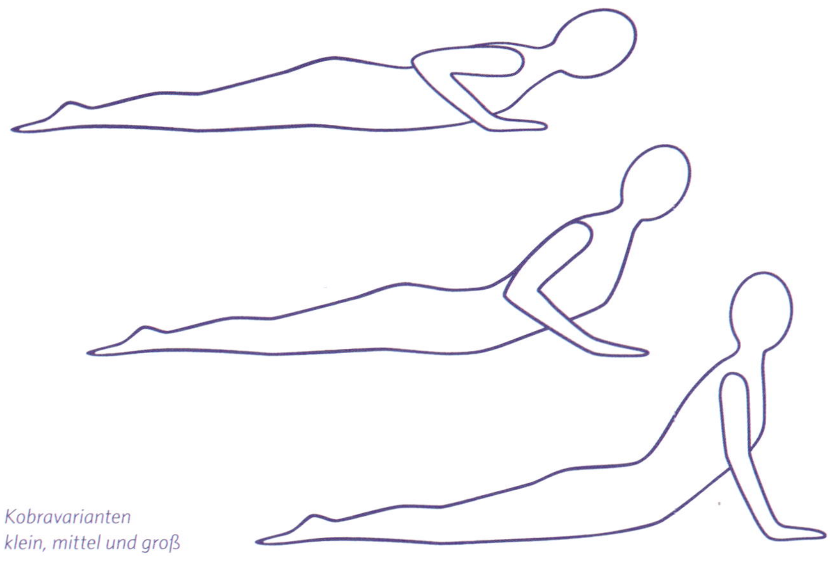

Kobravarianten klein, mittel und groß

KOBRA (BHUJANGASANA-VARIANTE)

Wann 1 bis 2 Mal täglich
Wie lange für ca. 10 Atemzüge, Asana 2 Mal wiederholen
Heilwirkungen dehnt den Bauchbereich und regt das Solarplexuschakra zu ausgleichendem Energiefluss an

- In Bauchlage auf der Yogamatte die Hände unter den Schultern positionieren.
- Ellenbogen zeigen in die Luft und Arme liegen eng am Körper.
- Beckenbodenmuskeln anspannen, Schultern mit der Kraft der Arme anheben, Kopf folgen lassen.
- Brustkorb und Bauchmuskeldehnung wahrnehmen und in der Haltung einige Atemzüge verweilen.
- Werden die Arme eng angewinkelt gehalten, ist es die kleine Variante der Kobra, offener angewinkelt mit abgehobenem Brustraum ist es die mittlere Kobra, und sind die Arme gestreckt und wird auch das Becken mit angehoben, wird die große Kobra ausgeführt, die nur für Fortgeschrittene und nicht bei akuten Magenschmerzen geeignet ist.

Menstruation

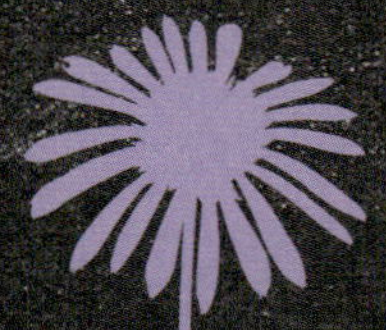

Mit Yoga und Kräutern im gleichmäßigen Fluss bleiben

„Es gibt ja nur deshalb männliche und weibliche Kräuter in der Welt, weil es auch weibliche und männliche Krankheiten gibt. Man verschreibe also den Männern männliche Arzneien, den Frauen Arzneien, die ihrer Anatomie nach weiblich sind."

Paracelsus

„Erdbeerwoche" wird im Volksmund die Zeit genannt, wenn eine Frau im Menstruationsfluss ist und die monatliche Abblutung der Gebärmutterschleimhaut vonstattengeht. „La Luna" oder „Mondtage" sind weitere passende Bezeichnungen, weil der weibliche Zyklus zwischen Eisprung, Empfängnisbereitschaft und Abbau der Schleimhaut im Inneren der Gebärmutter in natürlicher Weise synchron mit den Mondphasen über 28Tage einhergeht, so diese Vorgänge im weiblichen Körper nicht chemisch-hormonell beeinflusst werden. Der erste Tag der Menstruation definiert den ersten Tag des neuen Monatszyklus und beginnt im Einklang mit der Natur an Neumond. Rund zwei Wochen später, zu Vollmond, ist die Fruchtbarkeit um die Zeit des Eisprungs am höchsten.

Der Mond und hormonelle Zyklen begleiten Menschen ein Leben lang, auch Männer. Rund 500 Mal durchläuft eine Frau in ihrem Leben den Fruchtbarkeitszyklus, also 500 Mal Erdbeerwoche, die – wie jede Frau weiß – unterschiedlich leicht, beschwerlich, kurz oder lang, schmerzlich, krampfartig oder auch fast unbemerkt verlaufen kann. „Schokoladenwoche" wäre auch ein netter Name, da während dieser Zeit oft nach Süßem gegriffen wird. Rundum wohl fühlt eine Frau sich während der Tage vermutlich nie, und das ist mental wie physisch auch nachvollziehbar, da der Körper doch Erhebliches leistet, um Eizellen zur Befruchtung bereitzustellen, das Nest in der Gebärmutter aufzubauen und dann, verbunden mit Kontraktionen und Krämpfen der Gebärmuttermuskulatur, wieder abzubauen. 500 Mal steht dieser Vorgang heutzutage gegen durchschnittlich ein bis drei Schwangerschaften im Leben einer Frau.

Mit Kräutern und sinnvoller Yogapraxis können Frauen generell einiges tun, um den körperlichen Monatszyklus zu begleiten und um sich dabei wohlzufühlen. Passende Kräuter harmonisieren die mitunter beschwerlichen Abblutungen oder Stauungen, und die inneren Massagewirkungen von Asanas können helfen, Spannungen und Blockaden im Unterleib zu lösen, die (so keine Erkrankungen wie Zysten, Myome oder Endometriose etc. vorliegen) den Blutfluss zu stark oder zu schwach werden lassen.

Mental und emotional weiß jede Frau um ihre Befindlichkeiten und Empfindlichkeiten im Laufe eines Monatszyklus. Ist das etwas Negatives? Oder ist das hormonelle Auf und Ab eher eine liebe Aufforderung des Körpers an die Frau, sich dann und wann intensiv mit sich selbst zu befassen, sich Aufmerksamkeit und Eigenliebe zu schenken und sich selbst als fruchtbare Göttin zu ehren? Der Kreislauf des Lebens vollzieht sich in großen wie in kleinen Zyklen, wie beispielsweise in einem Jahr, das die Mutter Erde für eine Umrundung der Sonne benötigt, im Wechsel der Jahreszeiten auf Gaia und eben auch über die rund 30 Tage Aufbau und Abbau in der Gebärmutter. Und der Mond begleitet übrigens nicht nur den weiblichen Zyklus, sondern macht beide Menschengeschlechter und auch Tiere und Pflanzen empfänglicher für mystische Kräfte, weshalb manche Heilkräuter nur bei Vollmond geerntet werden sollten. Im Alltag drücken sich die Vollmond-Schwingungen beim Menschen leider oft in Gereiztheit, Nervosität oder gar Aggression aus, weil sich nur noch wenige Leute Zeit nehmen, sich im Einklang mit den Rhythmen der Natur und des Kosmos feinfühlig wahrzunehmen.

Wichtig: Bei Menstruationsbeschwerden, die über das übliche Maß hinausgehen, sollten gynäkologische Fachärztinnen zu Rate gezogen werden.

Meine Kräuterempfehlungen bei Menstruationsbeschwerden

FRAUENMANTEL

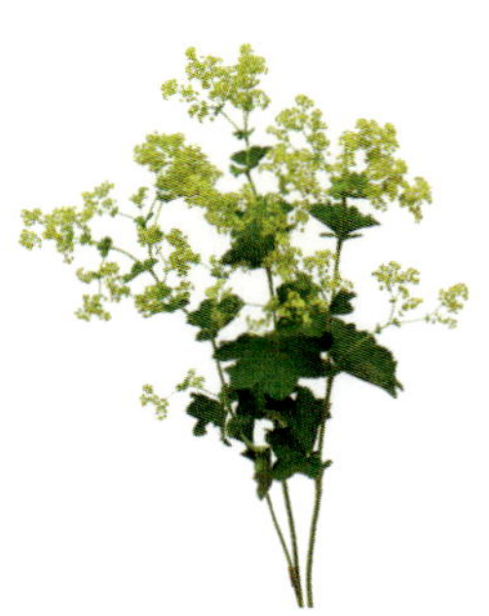

... ist ein zartes Heilkraut, das kelchartige Blätter hat. Morgens sammelt sich der Tau im Blätterkelch, der in der Alchemie auch als „spiritus mundi", als Weltengeist oder Elixier der Mutter Erde bezeichnet wurde. Morgentau verstärkt die Wirkkraft von Kräutern mit der Urkraft der Erde (was Dr. Edward Bach als Grundprinzip wiederentdeckte und zur Herstellung seiner Bachblüten-Essenzen verwendete). Frauenmantel wirkt adstringierend, blutstillend, beruhigend und krampflösend, was eine ideale Wirkweise während heftiger Monatsblutungen (generell oder akut) darstellt. Das Heilkraut verfügt zudem über sogenannte Pflanzenhormone, die dem weiblichen Geschlechtshormon Progesteron ähnlich sind und damit seinem Namen „Frauenmantel" alle Ehre machen. Regelmäßig als Tee getrunken ist Frauenmantel das Must-have-Kraut für alle Beschwerden wie Prämenstruelles Syndrom, Periodenkrämpfe oder Begleiterscheinungen der Wechseljahre ... am besten in Kombination mit Mönchspfeffer und weiteren Kräutern (siehe Teerezeptur unter Mönchspfeffer).

MÖNCHSPFEFFER

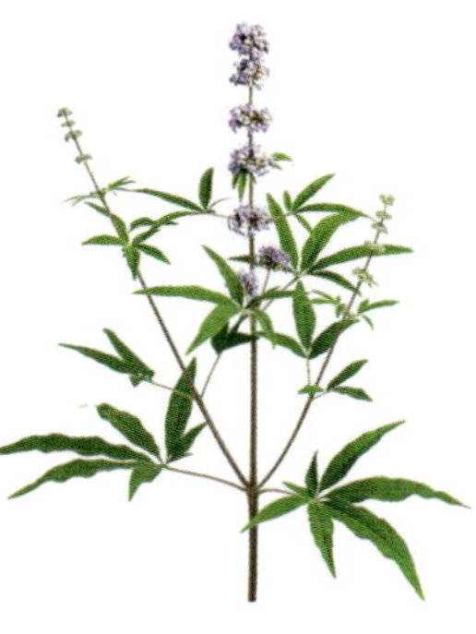

... ist ein bis zu 5 Meter hoher Strauch, der zarte rosa bis violette Blütenrispen ausprägt und auch als „Keuschlamm" (keusches Lamm) bezeichnet wird. Seine Beeren schmecken pfeffrig und enthalten ebenfalls Pflanzenhormone, die Frauen helfen, Zyklus, Periodenblutung und auch Klimakterium sanfter zu erleben und auch selbst sanft wie ein Lamm zu sein. Ein wirkungsvoller Frauen-Heilkräutertee sollte außerdem noch Löwenzahn (wirkt blutreinigend), Schafgarbe (sorgt u. a. für durchlässige Blutgefäße) und Verbena (auch Eisenkraut genannt, das stärkend wirkt) enthalten. Es sollten jeweils nach dem Eisprung 2 bis 3 Tassen dieses Tees pro Tag genossen werden.

REZEPT

Frauentee

- 30 Gramm Frauenmantel,
- 20 Gramm Löwenzahn,
- 30 Gramm Mönchspfeffer,
- 20 Gramm Schafgarbe,
- 50 Gramm Verbena
- miteinander vermischen und als Mischung in einem lichtgeschützten Gefäß aufbewahren.
- Je einen Teelöffel der Kräutermischung mit 250 ml heißem Wasser übergießen und 5 Minuten ziehen lassen.

ROSMARIN

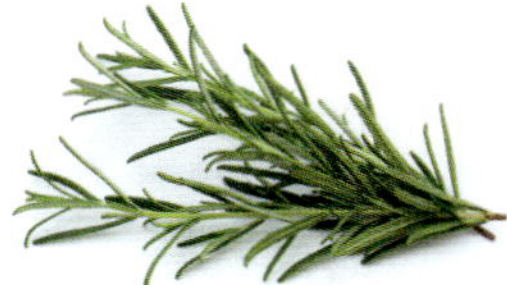

... ist eine Heilpflanze, die leicht im Eigenanbau auf dem Balkon oder im Garten zu halten ist und jederzeit als Essenzzusatz verwendet werden kann. Rosmarin tut innerlich eingenommen wie äußerlich aufgetragen gut, weil die Heilsubstanzen erwärmend, durchblutungsfördernd und schmerzlindernd sowie entkrampfend wirken. Kleingehackt kann Rosmarin zum Beispiel auf das tägliche Frühstücksei oder über vegane Brotaufstriche aufgestreut genossen werden. In Kombination mit Zitrone, die belebend und stets aufheiternd wirkt, lässt sich eine Rosmarinsalbe recht einfach selbst herstellen. Basis ist ein Rosmarin-Zitronenöl, das auch zum sparsamen Verzehr verwendet werden kann oder als Salbe weiterverarbeitet wird, was ein schönes und weises Geschenk von Frau zu Frau sein kann. Rosmarinsalbe wird bei Menstruationsbeschwerden oberhalb des Schambeins sparsam auf die Haut aufgetragen (zur Nacht oder beispielsweise vor der Yogasession). Sie dient auch an anderen schmerzenden Stellen des Körpers oder an Gelenken als heilende Hilfe. Nach Anwendung der Salbe die Hände waschen, um nichts versehentlich in die Augen zu reiben und um auf der Yogamatte festen Grip zu haben.

REZEPT

Rosmarin-Zitronen-Salbe

- 5 Rosmarin-Stängel und die naturreine Schale einer Zitrone mit 100 ml Bio-Olivenöl (zum Verzehr geeignet) oder hochwertigem Jojobaöl (nicht zum Verzehr geeignet) luftdicht in ein Schraubglas einfüllen.
- Wer mehr Salbe herstellen möchte, erhöht die angegebenen Anteile im gleichen Mischungsverhältnis und verwendet vorerst ein größeres Gefäß.
- 3 Wochen an einen sonnigen Platz oder auf die Heizung stellen und alle 2 bis 3 Tage das Glas schütteln.
- 6 Gramm Bienenwachs in ein neues Schraubglas geben und das Rosmarin-Zitronen-Öl durch ein trennendes Sieb oder einen Papierfilter gießen, um die Rosmarin-Stängel und die Zitronenschale abzufiltern.
- Glas in einem Wasserbad langsam erwärmen und dabei das Gemisch mit einem Holzstab umrühren (bitte kein Metall verwenden), bis das Wachs schmilzt.
- Nachdem das Wachs geschmolzen ist, die Konsistenz der Masse testen und gegebenenfalls etwas Bienenwachs zum Festigen oder etwas des Basisöls zum Verflüssigen hinzufügen, um eine salbenartige Masse zu erhalten.
- Abschließend das Glas aus dem Wasserbad nehmen, abkühlen lassen und die Salbe künftig auf betroffene Gelenke auftragen.
- Zum Entnehmen der Salbe stets einen Spachtel oder kleinen Plastiklöffel verwenden, damit die Heilsubstanz im Glas nicht kontaminiert wird.

ÄTHERISCHE ÖLE

... können als reines Einzelaroma, als Parfüm oder in Mischungen in der Duftlampe während der Zeit der Periode dazu beitragen, zu entspannen, alles leichter zu nehmen und sich bewusst zu erden, also bei sich zu bleiben und die Göttin in sich zu ehren. Hilfreiche Essenzen sind die ätherischen Öle der Zistrosen (wirkt krampflösend, lymphdrüsenabschwellend), Muskatellersalbei (wirkt als Antidepressivum und ist außerdem entspannend und blutdruckausgleichend) und Zypresse (wirkt harmonisierend auf den Hormonhaushalt und verbindet den Geist mit der Erde).

Meine Yogaempfehlungen bei Menstruationsbeschwerden

BECKENKIPPEN

Wann so oft wie möglich präventiv und auch während krampfartiger Menstruation ausführen

Wie lange 5 Minuten oder länger

Heilwirkungen lockert den Unterleib und entspannt die Muskulatur der Gebärmutter

- In Rückenlage die Füße ungefähr in Hüftbreite und in angenehmem Abstand zum Po (nicht zu nahe am Po) aufstellen.
- Oberkörper und Kopf liegen flach, Arme nahe am Körper, Handinnenseiten zur Erde hin gedreht.
- Ausatmend das Becken ganz wenig Richtung Himmel kippen (nicht anheben), sodass das Schambein sich Richtung Bauchnabel bewegt.
- Einatmend das Becken ganz wenig Richtung Erde kippen, sodass das Steißbein nach unten gedrückt wird und die Lendenwirbelsäule sich etwas wölbt.
- Diese kleine, ganz sanfte Kippbewegung ca. 20 Mal auf und ab und im Einklang mit bewusster Atmung ausführen.
- Dann die Beine ausstrecken, einige Atemzüge nachspüren und noch einige weitere Durchgänge mit je ca. 20 Bewegungen wiederholen.

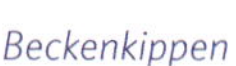

Beckenkippen

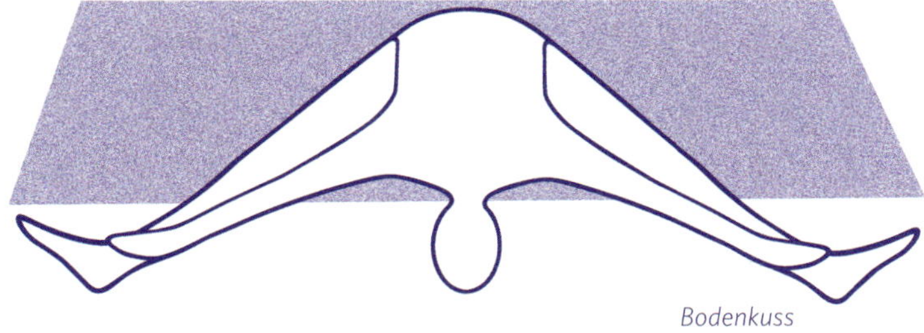

Bodenkuss

BODENKUSS

Wann präventiv täglich, während der Periode nur bei zu wenig Blutfluss
Wie lange für 2 Mal 12 Atemzüge oder länger
Heilwirkungen dehnt die Beckenbodenmuskulatur und aktiviert alle im Becken liegenden Organe

- Auf der Yogamatte aufrecht sitzend die Beine weit grätschen.
- Einatmend die Arme gen Himmel führen und den Oberkörper, Kopf und Arme weit und lang nach oben strecken.
- Ausatmend mit noch aufgerichtetem Oberkörper das Becken nach vorne schieben und wieder einatmen.
- Ausatmend den Bauchnabel nach vorne schieben und wieder einatmen.
- Ausatmend das Brustbein nach vorne schieben, den Oberkörper dabei etwas nach vorne neigen und wieder einatmen.
- Ausatmend das Kinn nach vorne und unten schieben, den Oberkörper dabei nach vorne neigen und wieder einatmen.
- Ausatmend Arme, Kopf und Oberkörper nach vorne und unten neigen und mit den Händen die Fußknöchel oder Zehen umfassen und wieder einatmen.
- Mit jeder Ausatmung die Stirn weiter gen Erde neigen, wenn möglich den Boden küssen und einige tiefe Atemzüge in dieser Haltung verweilen.
- Anschließend den Oberkörper mit rundem Rücken ab der Lendenwirbelsäule Wirbel für Wirbel nach oben aufrollen.
- Zum Schluss den Kopf anheben, aufrecht sitzend nachspüren und das Asana Bodenkuss wiederholen.

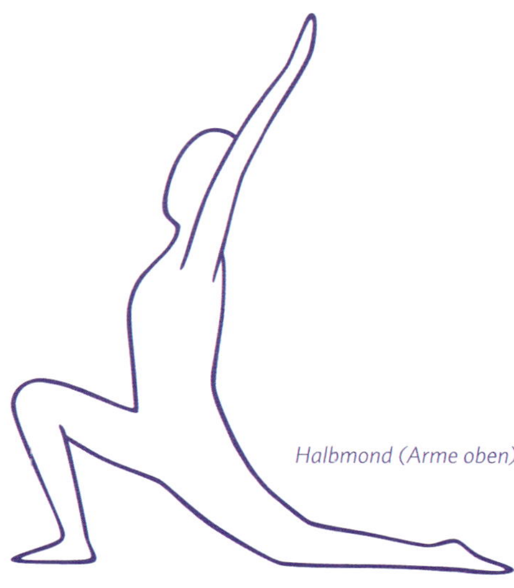

Halbmond (Arme oben)

HALBMOND (ARDHA CHANDRASANA)

Wann präventiv täglich, jedoch nicht während starker Menstruationsblutungen

Wie lange für 2 Mal 10 Atemzüge oder länger

Heilwirkungen Organe im Beckenraum werden massiert, Stauungen gelöst und die Muskulatur der Gebärmutter intensiver durchblutet

- Auf der Yogamatte im Kniestand mit aufgerichtetem Oberkörper positionieren.
- Den rechten Fuß nach vorne stellen, sodass die Fußsohle sicher auf der Erde steht. Das rechte Kniegelenk ist angewinkelt.
- Hinteres Knie und Unterschenkel verweilen auf der Erde.
- Nun den Beckenraum gen Erde senken, wobei sich der Winkel des vorderen rechten Knies verkleinert und des hinteren Knies weitet.
- Bei gutem Stabilitätsgefühl die Arme gen Himmel führen, Handflächen aneinanderlegen und den Rücken leicht nach hinten beugen.
- Tief atmend in der Haltung verweilen und bewusst an den Beckenraum denken, der die Wiege allen menschlichen Lebens ist.
- Anschließend Rücken wieder aufrichten, Arme absenken, Becken anheben, achtsam das rechte Bein zurück in die Ausgangshaltung des Kniestands führen und das Asana Halbmond mit dem linken Fuß nach vorne platziert wiederholen.

Ohren

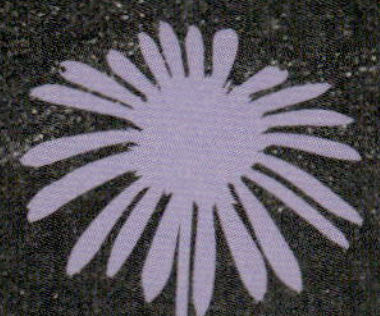

Mit Yoga und Kräutern auf die innere Stimme hören

„Du musst helfen wollen und der Geist der Wahrheit wird dich leiten und führen."

Paracelsus

Ist es ein Alarm oder sind es Himmelsglöckchen, die die Ohren vernehmen? Dauerhafter Tinnitus oder zeitweilige Ohrgeräusche, die ohne äußeren Anlass von einem oder beiden Ohren wahrgenommen werden, sind Symptome einer weiteren Zivilisationskrankheit, die offenkundig auf Überlastung zurückzuführen ist. Mal wieder viel zu viel um die Ohren? Oder gibt es Personen im Umfeld, die man wirklich nicht mehr hören will? Wie ist es mit der inneren Stimme, die man gar nicht mehr wahrnimmt, die allerdings versucht, Hirn und Herz dringend mit der Botschaft zu erreichen, dass es nun Zeit für eine längere Auszeit statt Dauerleistung ist.

Die Ohren sind diejenigen Sinnesorgane des Menschen, die niemals eine Auszeit haben, denn selbst im Tiefschlaf werden Geräusche wahrgenommen, vom Gehirn verarbeitet und in „unwichtig" oder „reaktionswürdig" unterschieden. Das Außenohr ist gut sichtbar, aber bei Weitem nicht der wichtigste Teil des gesamten Ohres, das aus einem eines Designpreises würdigen System von winzigen Höhlen und Knöchelchen, einer Membran (Trommelfell) und im Innenbereich aus einer aus Knochen geformten Gehörschnecke besteht. Hinzu kommen drei knöcherne Bögen, die das filigrane Gleichgewichtsorgan formen und jederzeit vermelden, in welcher Lage man sich befindet - bezogen auf die physischen Positionen stehend, liegend, sitzend, drehend - und die auch metaphorisch die persönliche Verfassung im Leben wahrnehmen. Rauschen oder klingeln die Ohren deshalb, weil die Gesamtsituation im Leben in eine Schieflage gekommen ist? Meiner Erfahrung nach tritt Tinnitus nicht auf, wenn wir uns im inneren Gleichgewicht und in Lebensharmonie befinden.

Wer bewusst hinhört, wird vielleicht zeitweiliges Klingeln oder sanftes Zischen hören, das manchmal aufgrund einer zu raschen Kopfwendung entsteht und auf Probleme in der Halswirbelsäule hindeuten kann. Oder zeigt das Klingeln einen „Download" von göttlichen Informationen an, die wir gerade mit Himmelsglocken empfangen dürfen? Bewusste Aufmerksamkeit ist immer erforderlich, denn außer der betroffenen Person kann niemand im Umfeld den Klingelton hören ... der Ton ist individuell und eine sehr persönliche Aufforderung zu mehr Achtsamkeit mit sich selbst.

Emotionen spielen bei Tinnitus eine essenzielle Rolle, will man diese Zivilisationserkrankung auf psychosomatischer Ebene deuten. Über einen langen Zeitraum unterdrückte Ängste und Sorgen gepaart mit Ehrgeiz, Gefallenwollen und dem Heischen nach Anerkennung brechen sich eines Tages Bahn, irgendwo im Körper oder eben über die Ohren. Wenn das emotionale Herz und der Verstand nicht mehr miteinander kommunizieren, greifen die Ohren alarmierend ein, um sich innerlich Gehör zu verschaffen. Dabei schlagen die Gehörknöchelchen, bestehend aus Hammer, Amboss und Steigbügel, vermutlich beständig aneinander und übertragen einen permanent klingenden Sinnesreiz an das Gehirn, der so laut sein kann, dass andere Geräusche in den Hintergrund treten und die Außenwelt also in die Ferne rückt. Die Botschaft ist deutlich.

Was ist zu tun? Ruhe, Ruhe, Ruhe, aber keine komplette Stille, die meist als unangenehm empfunden wird, weil man das Ohrgeräusch dann noch stärker wahrnimmt. Es ist eine Ruhe gemeint durch regelmäßige Entlastungszeiten, längere Urlaube und Veränderung des Lebensstils. Beruhigende Kräuter helfen, um sich mehr auf die innere Stimme zu konzentrieren und wieder unterscheiden zu lernen, was wirklich wichtig und was unwichtig ist im Leben. Bei manifestem Tinnitus oder zeitweiligen Ohrgeräuschen hat sich in der Yogapraxis die Ausführung von Balance-Übungen sowie das Tönen des Mantra

OM bewährt, denn OM hilft, die persönliche Schwingung und den Urton in sich zu finden und zu bewahren, statt sich von äußeren Reizen aus der eigenen vertrauensvollen Mitte weiter und weiter zu entfernen.

> Wichtig: Tinnitus oder Ohrgeräusche können auch organische Ursachen haben. Dies sollte von Fachärzten untersucht und ausgeschlossen sowie über die Gefahr von Hörsturz aufgeklärt werden.

Meine Kräuterempfehlungen bei Ohrgeräuschen

HOPFEN

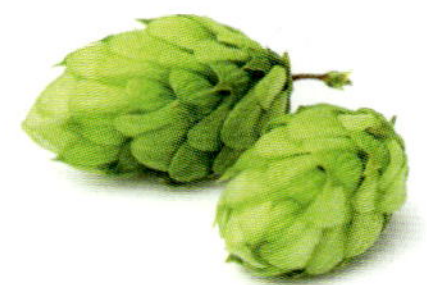

... ist als wesentlicher Bestandteil von Bier bekannt und wird seit langer Zeit zu diesem Zwecke kultiviert. Hopfen gehört zu der Familie der Hanfgewächse und ist als Wildpflanze noch manchmal an Waldrändern oder auf Lichtungen zu finden. Er bevorzugt ruhige Stellen zum Wachsen, und entsprechend ist auch seine Heilwirkung beruhigend und ausgleichend. Neben Baldrian und Lavendel wird Hopfen als beruhigendes Mittel in der Naturheilkunde eingesetzt, hat sich bei Tinnitus aufgrund von Überforderung und Distress bewährt und kann in Dragee- oder Tropfenform (meist als Mischung mit anderen Pflanzenstoffen) aus der Apotheke bezogen werden.

KÖNIGSKERZE

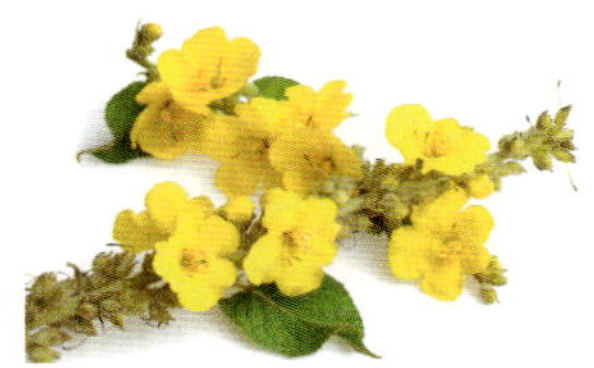

... ist eine majestätische Pflanze, die bis zu zwei Meter hohe Rispen mit gelben Blüten ausbildet und auf trockenem Boden an sonnigen Stellen zu finden ist. Dieses Heilkraut vermag, als Tee genossen, das Gemüt sonniger zu machen, den Geist zu ordnen, und ermöglicht es, den Überblick über die Dinge des Lebens zu behalten ... eben ganz so, wie es diese Heilpflanze auch in der Natur tut. Der Tee aus einem Teelöffel Königskerzenblüten wird mit 250 ml kaltem Wasser angesetzt und muss 2 Stunden ziehen. Königskerzenöl hat sich bei Nervenschmerzen, Ohrenschmerzen und auch bei Tinnitus bewährt - es kann gut handwarm mit einer Pipette (nur ein Tropfen!) in den äußeren Gehörgang geträufelt werden.

REZEPT

Königskerzenöl

- 2 Handvoll frische oder getrocknete Blüten der Königskerze in ein Schraubglas füllen.
- Mit 100 ml feinstem Olivenöl übergießen und verschließen.
- 4 Wochen hell, warm und ohne direktes Sonnenlicht ziehen lassen und zwischendurch gelegentlich schütteln.
- Anschließend durch ein Leinentuch abseihen und das Öl in ein dunkles Fläschchen mit Pipettenverschluss umfüllen.

PASSIONSBLUME

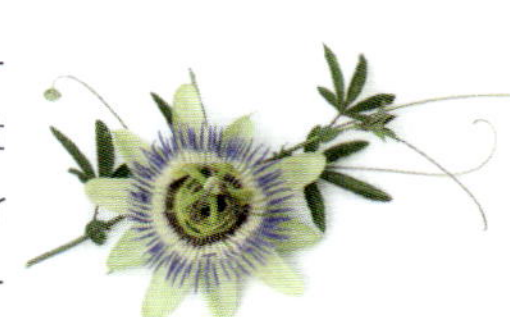

... ist ein Rankgewächs mit wunderschönen Blüten in verschiedenen Farben, das nicht zufällig einen Namen trägt, der mit Passion, Geduld und Hingabe assoziiert wird und als Symbol für den Passionsweg Jesus gilt, der mit Hingabe und kontemplativer Einkehr verbunden war. Als Heilmittel wird das Pflanzenkraut der Passionsblume verwendet und als Tinktur zur Einnahme aufbereitet (Kraut dicht gefüllt in ein Schraubglas geben, mit 40-prozentigem Weingeist übergießen, verschließen und 4 bis 6 Wochen ziehen lassen, abseihen, in dunkle Fläschchen umfüllen und 3 x täglich 20 Tropfen einnehmen). Alternativ ist Tee hilfreich (für eine Tasse 2 Teelöffel Passionsblumenkraut mit kochendem Wasser übergießen und 10 Minuten ziehen lassen). Diesen Tee zu genießen ist bei empfohlener erhöhter Flüssigkeitszufuhr im Fall von Tinnitus eine passende Weise, um zur Ruhe, zur inneren Betrachtungsweise und zu persönlicher Passion mit sich selbst zu gelangen.

ÄTHERISCHE ÖLE

... können ergänzend als Raumduft zur Entspannung und Zentrierung beitragen sowie Ängste mindern und das Gemüt aufhellen. Vetiveröl wird beispielsweise aus der Wurzel dieses Grasgewächses gewonnen. Es vermittelt Gelassenheit und Stabilität. Für die Duftlampe zu Hause oder im Büro 4 Tropfen Vetiveröl, 3 Tropfen Palmarosaöl (wirkt harmonisierend) und 2 Tropfen ätherisches Orangenöl verwenden.

Meine Yogaempfehlungen bei Ohrgeräuschen

MANTRA OM

Wann morgens nach dem Aufwachen
Wie lange solange es guttut
Heilwirkungen verbindet mit der Ur-Schwingung allen Lebens und festigt das Zentrum des persönlichen Seins

- Aufrecht sitzend mit weitem Brustkorb und geradem Rücken tief ein- und ausatmen.
- Auf die Bauchatmung konzentrieren, dazu beide Handflächen in Höhe des Nabels auf die Bauchdecke legen.
- Erspüren, welcher sonore Ton hier im Bauch, im Zentrum des Körpers, entstehen möchte.
- Mit der nächsten Ausatmung den Ton mit der Silbe OM nach außen fließen lassen, solange Atem fließen kann.
- Wieder einatmen und wieder mit OM ausatmen.
- So oft wiederholen, bis der gesamte Körper im Ur-Ton wohlig und ohne Anstrengung schwingt.

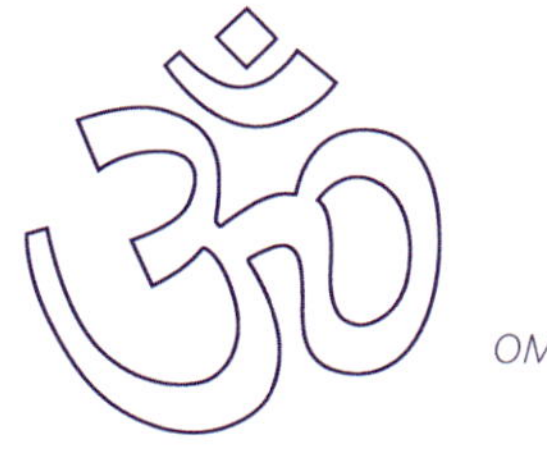

OM

BAUM (VRKSASANA-VARIANTEN)

Wann morgens direkt nach dem Aufwachen bei geöffnetem Fenster
Wie lange solange es guttut
Heilwirkungen fördert Konzentrationsfähigkeit, Stabilität und Standfestigkeit

- Barfuß und aufrecht stehend die Füße eng zueinander positionieren.
- Mit den Augen einen unbeweglichen Punkt fixieren und während der Asana-Ausführung unentwegt im Blick behalten.
- Das Körpergewicht ein wenig mehr auf den rechten Fuß verlagern und den linken Fuß von der Erde abheben.
- Baum-Variante 1: Den linken Fußballen auf den rechten Fußrücken stellen und die linke Ferse am rechten unteren Bereich des Schienbeins platzieren.
- Baum-Variante 2: Die linke Fußsohle an der Innenseite des rechten Unterschenkels platzieren.
- Baum-Variante 3: Die linke Fußsohle an der Innenseite des rechten Oberschenkels platzieren.

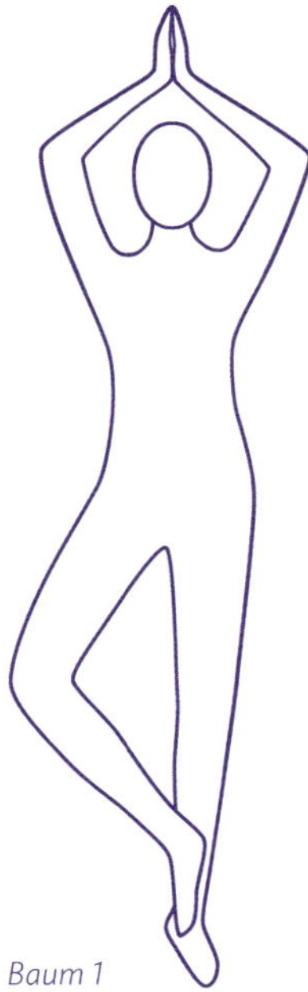
Baum 1

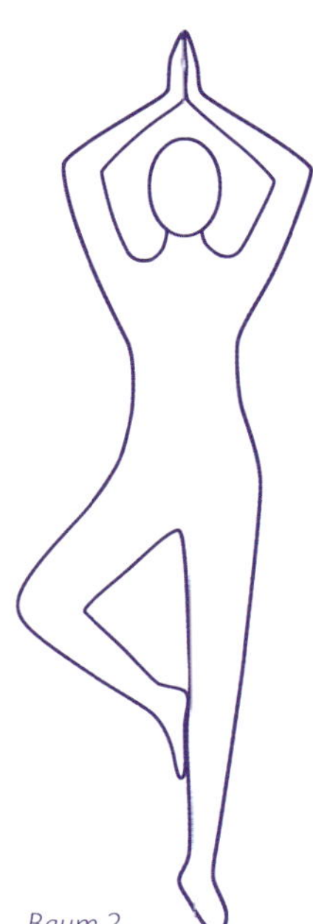
Baum 2

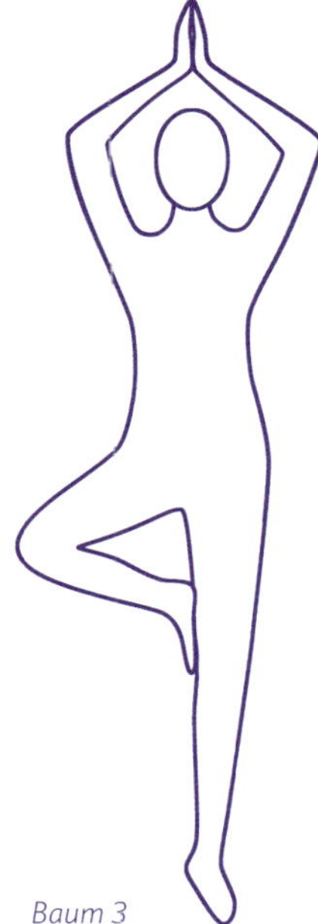
Baum 3

- Ganz konzentriert die Balance halten und dabei die Arme über die Seite nach außen und dann nach oben gen Himmel führen.
- Handflächen oder Fingerspitzen aneinanderlegen, ohne die Schultern zu heben oder anzuspannen.
- Gleichmäßig atmend so verweilen und den Körper als standfesten Baum mit kräftigem Stamm und vitaler Baumkrone visualisieren.
- Um die Baum-Haltung zu verlassen, zuerst die Arme absenken und dann den linken Fuß wieder neben dem rechten platzieren.
- Dann die Baum-Haltung wie beschrieben mit dem rechten erhobenen Bein ausführen.

TÄNZER (NATARAJASANA-VARIANTE)

Wann abends zum Abschluss des Tages
Wie lange zu jeder Körperseite, solange es guttut
Heilwirkungen fördert Konzentrationsfähigkeit, Stabilität und Standfestigkeit

- Barfuß stehend mit der rechten Körperseite neben einer Wand positionieren, Füße eng zueinander.
- Mit der rechten Hand an der Wand abstützen und das linke Bein anheben.
- Den linken Fuß Richtung Po führen und den Fuß mit der linken Hand umfassen.
- Oberkörper und Kopf ein wenig nach vorne neigen.
- Einen unbeweglichen Punkt in ca. 1,5 Meter Entfernung auf der Erde fixieren und während der Asana-Ausführung im Auge behalten.
- Den linken Fuß mit der linken Hand weiter gen Himmel ziehen, Rücken leicht nach hinten beugen.
- Bei sicherem Balancegefühl nun die rechte Hand von der Wand lösen und den rechten Arm (mit der Handinnenseite zum Körper gewendet) gen Himmel strecken.

- Zum Verlassen der Position Hand wieder an die Wand legen, Oberkörper aufrichten, Hand vom Fuß lösen und Fuß zurück zur Erde führen.
- Dann den Körper wenden und die Tänzer-Haltung auf dem linken Standbein und mit angehobenem rechten Bein ausführen.

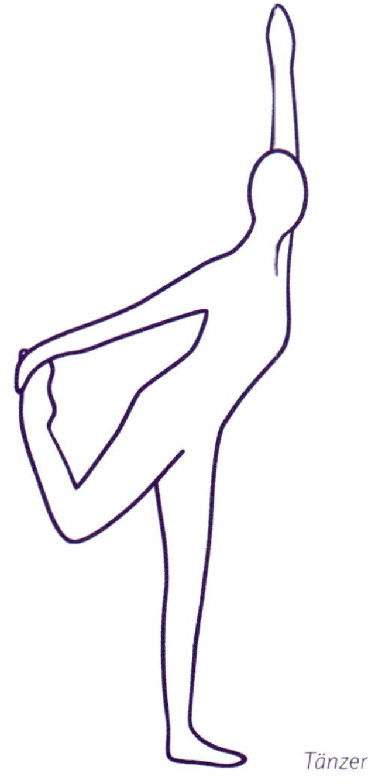

Tänzer

Schlafen

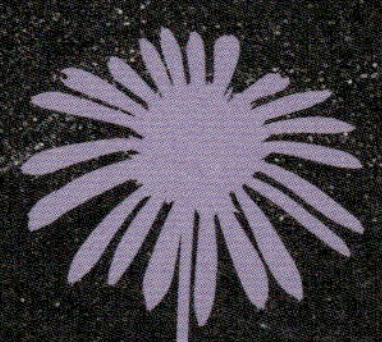

Mit Yoga und Kräutern geruhsam träumen

*„Nachts, wenn gute Geister schweifen,
Schlaf dir von der Stirne streifen,
Mondenlicht und Sternenflimmern
dich mit ewigen All umschimmern,
scheinst du dir entkörpert schon,
wagest dich an Gottes Thron."*

Johann Wolfgang von Goethe

Rund acht Stunden Schlaf braucht der Mensch, um dem Körper ausgiebig Zeit zur Regeneration und Vitalisierung zu verschaffen. Schaffen wir diese Zeitspanne immer oder war gestern doch der Krimi oder die Talkshow so interessant, dass der Schlaf zugunsten von fernsehen gekürzt wurde? So manch einer kann sogar nur einschlafen, wenn dabei der Fernseher läuft, was ganz fatale Folgen für den Schlaf- und Regenerationsbedarf hat und dauerhaft gesundheitsschädlich ist. Mal abgesehen davon, dass der Geist einige Stunden Ruhe braucht, um die Eindrücke des Tages zu sortieren und zu verarbeiten, fordert auch der Körper regelmäßig sein Maß an Schlaf, wird müde und fällt mehr oder weniger in einen komatösen Zustand. Menschen nutzen die Nacht dafür, Katzen beispielsweise schlafen stundenweise hier und da und andere Tiere fallen sogar monatelang in einen Winterschlaf ohne Bewegung oder Nahrungsaufnahme.

Was geschieht in der Nacht mit uns? Und warum ist diese nächtliche „Abwesenheit" so wichtig, dass chronische Einschlaf- oder Durchschlafstörungen ernstzunehmende Symptome darstellen? Während der Nacht ruht der Bewegungsapparat und die meisten organischen Funktionen werden zwecks Regeneration minimiert. Das Herz schlägt langsamer und entspannt, die Atemfrequenz wird länger, das Atemvolumen weniger, das Blut fließt langsamer, Gehirnströme verflachen, die Sinneswahrnehmung ist minimiert. Allerdings findet ganz aktiv und hochkonzentriert die Verarbeitung von Nahrungsmitteln und die Resorption von lebenswichtigen Nährstoffen im gesamten Verdauungsapparat statt. Das Ganze gleicht einer inneren Fabrik im Produktionsmodus, die alle Stoffe aufnimmt, zerlegt, innerhalb des Organismus neu versendet und dabei auch noch – ohne dass wir einen bewussten Gedanken dafür aufbringen müssen – weise unterscheidet, was im Körper verbleibt und was ausgeschieden werden muss. Auch die Verarbeitung von Erlebnissen, Emotionen, Erfahrungen, Ideen, Arbeitsaufgaben oder (exemplarisch) Kochrezepten findet in der Nacht statt, wenn wir schlafen und träumen.

In Perioden mentaler wie emotionaler Überlastung, wenn beispielsweise im Arbeitsbereich eine Messe oder Tagung vorbereitet werden muss oder man gerade von einem geliebten Menschen durch Tod Abschied nehmen musste, können Schlafstörungen natürlich sein und bald wieder vergehen. Sind jedoch ständige Probleme beim Einschlafen oder nächtliches Aufwachen zu gleichen Uhrzeiten zu beklagen, ist dies unnatürlich und Ursachenforschung tut Not. Hormonelle Veränderungen (z. B. in den Wechseljahren) können nächtliches Aufwachen verursachen. Auch die Absenkung des Insulinspiegels kann ein Grund dafür sein, dass der Körper wach wird und aus Hungergefühl nicht mehr einschlafen kann, zum Beispiel nach einem nächtlichen Gang zur Toilette. Ein Teelöffel Honig hilft in solchen Fällen meistens. Durchschlafstörungen können auch Hinweise für organische Belastungsstörungen sein, da alle inneren Organe gemäß der sogenannten Organuhr Verarbeitungszeiten in der Nacht haben.

Nächtliche Unruhe kann allerdings auch mit täglicher Überlastung und nicht zu Ende gedachter Gedanken- und Informationsflut zusammenhängen, die schlichtweg nervös machen. Computer-, Handy- und TV-Nutzung bis zum Einschlafen ist der größte Feind eines gesunden Schlafs und hält von süßen Träumen fern. Hilfreich gegen regelmäßig wiederkehrende Schlafstörungen sind Rituale, die man sich selbst kreiert und zelebriert, um bewusst den Tag mit allen Erlebnissen hinter sich zu lassen. Eine Nachspür- und Erholungszeit vor der nächtlichen Ruhezeit ist die beste Garantie für geruhsamen Schlaf. Duschen und Bäder reinigen beispielsweise nicht nur den Körper, sondern auch mental. Yogapraxis und abendliche Kräutertee-Zeremonien entspannen Körper und Geist, der Kopf wird leerer und das Herz leichter für den, der Tagebuch schreibt und/oder vorm Schlafengehen meditiert.

> Wichtig: Schlafentzug kann schwerwiegende Folgen für Intellekt und Körper haben. Bei schwerwiegenden Schlafproblemen sollten Heilpraktiker oder Arzt konsultiert werden.

Meine Kräuterempfehlungen bei Schlafstörungen

GOLDMOHN

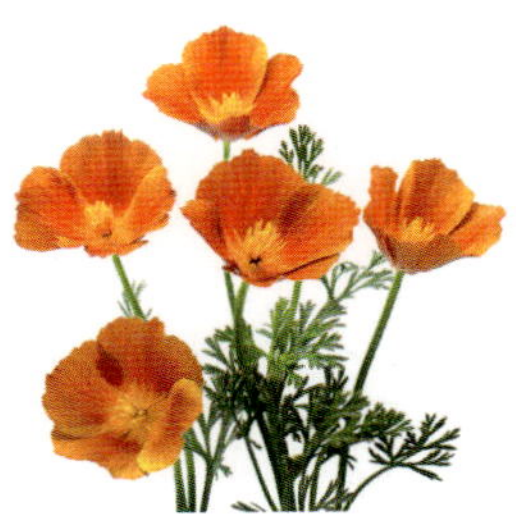

... ist eine goldgelb blühende Mohnpflanze, die auch als kalifornischer Mohn (die dortige Bundesstaat-Blume) oder als Schlafmützchen bekannt, aber nicht mit dem morphinhaltigen roten Schlafmohn zu verwechseln ist. Hierzulande ist der Goldmohn in Gärten zu finden und lässt sich auch als Balkonpflanze züchten. Das Kraut des Goldmohns hat sich in angemessener Dosierung als Heilkraut bei Übererregbarkeit, Überreizung und Schlafstörungen bewährt. Die Wirkstoffe des Goldmohns werden in der Homöopathie und auch in pharmazeutischen Einschlafmitteln verwendet. Für 2 Tassen dieses Tees 2 Teelöffel des getrockneten Goldmohnkrautes mit 250 ml kochendem Wasser übergießen, 10 Minuten ziehen lassen und 1 bis 2 Stunden vor der üblichen Schlafenszeit trinken.

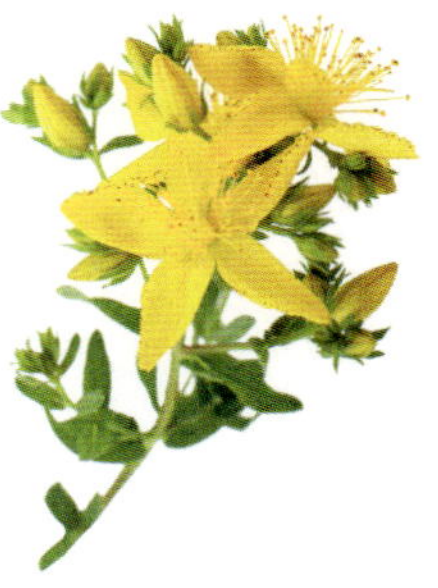

JOHANNISKRAUT

... ist als Heilmittel für einige segensreiche Wirkungen bekannt. Der Ölauszug dieser kleinen gelb blühenden Pflanze am Wegesrand ist hilfreich bei Hautirritationen, zur Wundheilung der Haut und auch zur Wundheilung der Psyche, denn Johanniskraut ist ein bewährtes Naturheilmittel bei Depressionen oder Schlafstörungen aus emotionalen Gründen. Weil die Blütezeit um den Johannitag am 24. Juni mit der längsten Sonnenscheindauer zur Sommersonnenwende einhergeht, besitzt dieses Heilkraut alle Kräfte in sich, die auch das Licht der Sonne in sich trägt. Sonnenlicht macht fröhlich, beruhigt jedoch auch und sorgt für ein innerlich warmes Wohlgefühl. Johanniskraut kann man im Juni bei einem Spaziergang (der ohnehin schon einen guten Schlaf fördert) in freier Natur selbst sammeln. Um Verwechselungen auszuschließen, die gelben Blüten zwischen den Fingerkuppen reiben. Verfärben sich die Finger rot-lila, ist es echtes Johanniskraut, weshalb dieses Öl auch Rotöl genannt wird. Johanniskraut enthält den Arzneiwirkstoff Hypericin, der in der Medizin als Antidepressivum und gegen nervöse Unruhe Verwendung findet. Als Tinktur werden 15 Tropfen vor dem Schlafengehen eingenommen und können auch bei nächtlichem Aufwachen nochmals eingenommen werden.

REZEPT

Johanniskraut-Tinktur

- Frisch gesammeltes Johanniskraut mit einer Schere zerkleinern.
- Blüten, Blätter und Stängel bis zu ⅔ in ein Glas füllen.
- Mit 40-prozentigem Weingeist übergießen und Glas verschließen.
- 4 Wochen an einem warmen, sonnigen Platz bei täglichem Schütteln ziehen lassen.
- Anschließend gründlich abseihen und in dunkle Flaschen umfüllen.
- Die gleiche Vorgehensweise kann mit Olivenöl (statt Weingeist) als Trägermedium angewandt werden. Das auf diese Weise hergestellte Rotöl wird jedoch nur äußerlich zur Wundheilung angewendet. Mit Rotöl bestrichene Haut bitte nicht der Sonne aussetzen, da die Haut empfindlicher für Sonnenlicht wird.

MELISSE

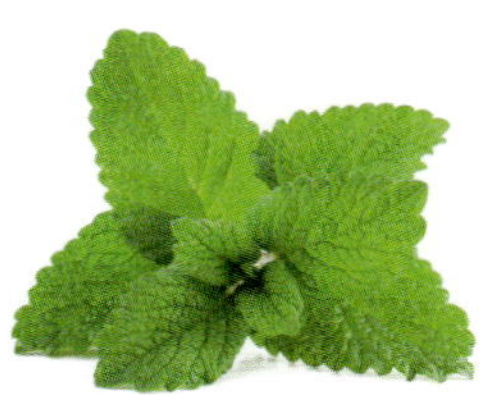

... musste im Mittelalter per Dekret in allen Klostergärten angebaut werden, weil sie eine wertvolle und für viele Zipperlein hilfreiche Heilpflanze war und auch heute noch ist. Ihre Anwendungsbereiche reichen von A wie Augenringe bis Z wie Zahnschmerzen, besonders gilt die Melisse jedoch als natürliches Heilmittel bei allen Symptomen und Erkrankungen, die das Nervensystem betreffen, weil ihre Inhaltsstoffe beruhigend und entkrampfend sowie ihr frischer Zitrusduft gemütsaufhellend wirken. Das grüne Gewächs mit gezackten und etwas rauen Blättern, die ein wenig der Brennessel ähnlich sind, ist anspruchslos. Einmal gepflanzt wächst und wuchert es ohne weitere Aufmerksamkeit weiter, kann also leicht geerntet und frisch oder getrocknet verarbeitet werden. Als abendlicher Tee, der das Einschlafen erleichtert, werden reichlich frische oder getrocknete Blätter für eine Kanne heißes Wasser verwendet. Der Tee kann auch für warme Kompressen äußerlich angewendet und beispielsweise auf Gelenke mit Nervenentzündungen gelegt werden. Und als ätherisches Öl in Duftlampen oder Badezusätzen wirkt Melisse ausgleichend und beruhigend, was das abendliche Baderitual vor dem Schlafengehen zu einem wahren Wohlfühlerlebnis werden lässt.

ÄTHERISCHE ÖLE

... die der Entspannung am Abend und dem leichteren Einschlafen dienen, sind meist holzige Düfte. Der exotische Klassiker ist Sandelholz, dessen ätherisches Öl in einer Duftlampe oder mit einem Tropfen auf dem Stirnchakra erdet und Entspannung verleiht. Mediterranes Flair, einhergehend mit der Lebenseinstellung des „Laissez faire" (gelassen sein und andere oder das Universum machen lassen), vermittelt der krautig-holzige Duft des Lavendels. Ein einheimisches, beruhigendes Aroma verbreitet das ätherische Öl des Zirbenholzes, das derzeit aufgrund seiner Heilwirkungen auch außerhalb der Alpenregion große Anerkennung findet. Ein Duftkissen mit Zirbenholzspan kann ein angenehmer Bettbegleiter sein, das jedoch nicht als Kopfkissen, sondern als Beikissen verwendet wird.

Meine Yogaempfehlungen bei Schlafstörungen

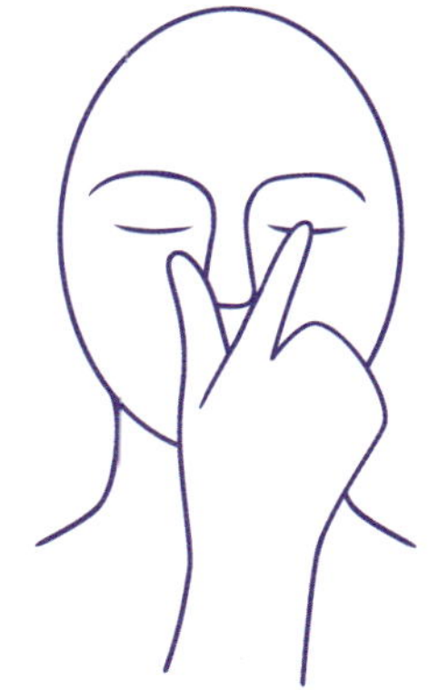

Wechselatmung

WECHSELATMUNG

Wann vor dem Einschlafen und bei nächtlichem Aufwachen, um wieder einzuschlafen

Wie lange solange es guttut

Heilwirkungen beruhigt das Nervensystem und bringt dessen vegetative Anteile, den Sympathikus und Parasympathikus, in Balance

- Nase gründlich reinigen.
- Aufrecht sitzend mit weitem Brustkorb und geradem Rücken tief ein- und ausatmen und bewusst den Atemfluss spüren.
- Dann mit dem rechten Daumen das rechte Nasenloch verschließen, über das linke Nasenloch einatmen.
- Mit dem Zeigefinger nun auch das linke Nasenloch verschließen und den Atem mit geschlossen Nasenlöchern anhalten.
- Rechtes Nasenloch öffnen und ausatmen.
- Über rechts einatmen, wieder mit dem Daumen verschließen und Atem anhalten.
- Nun über links ausatmen, einatmen, verschließen usw.
- Mindestens 20 Mal im Wechsel beider Nasenseiten einatmen, anhalten, ausatmen.
- Dann die rechte Hand zur Entlastung sinken lassen und mit dem linken Daumen das linke Nasenloch verschließen und wie beschrieben im Wechsel atmen.

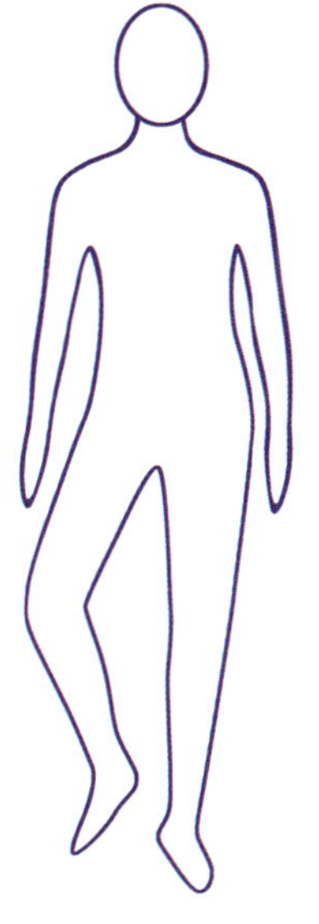

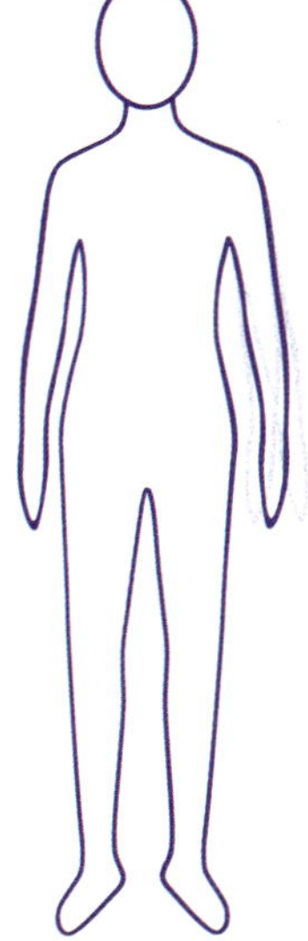

Schütteln

SCHÜTTELN

Wann vor dem Zubettgehen
Wie lange solange es guttut, ca. 30 Sekunden oder länger je Körperteil
Heilwirkungen entspannt das Nervensystem und lockert Verspannungen im ganzen Körper

- Aufrecht stehend den rechten Fuß anheben und ausschütteln wie ein Staubtuch.
- Dann das rechte Bein ausschütteln wie ein Staubtuch.
- Dann den linken Fuß und das linke Bein ausschütteln.
- Genauso mit rechter Hand und Arm verfahren, dann mit der linken Hand und dem linkem Arm.
- Nun das Becken wippen lassen und dabei locker in die Knie gehen.
- Dann die Schultern wippen lassen.
- Nun den Kopf sanft nach rechts und links schaukeln.
- Dann die Arme nach rechts und links schlenkern und den Oberkörper dabei locker und sanft mitdrehen.
- Schließlich wird der gesamte Körper wie eine Marionette ohne Halt gelockert, gewippt, gedreht oder welche Bewegungen auch immer guttun, um den äußeren wie inneren Staub des Tages aus dem Körper-Geist-System zu lösen.
- Zum Abschluss den Raum lüften und mit ätherischen Ölen in der Duftlampe aromatisieren.

ENGEL-MUDRA

Wann vor dem Einschlafen und bei nächtlichem Aufwachen, um wieder einzuschlafen

Wie lange solange es guttut

Heilwirkungen bringt Kopf, Herz und Seele zusammen und knüpft eine Verbindung zu den persönlichen Engeln, die jedem Menschen auf Erden zur Seite stehen

- Sitzend oder liegend die Hände als Engel-Mudra vor der Brustmitte aneinander- oder auf der Brustmitte übereinanderlegen.
- Bewusst spüren, wie Hände, Körper und Geist sowie das heilige Herz zueinanderfinden.
- Die Engel um segensreiches Licht und erholsamen Schlaf bitten und darauf vertrauen, dass alles kommt, was man braucht, denn Mudras sind Siegel, die Verbindungen besiegeln.

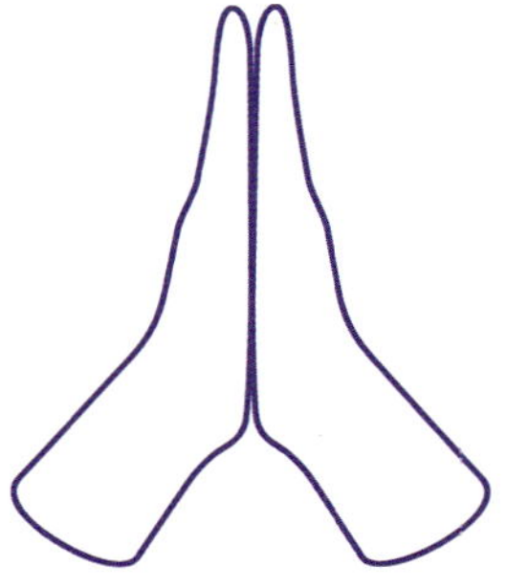

Engel-Mudra

Schnupfen

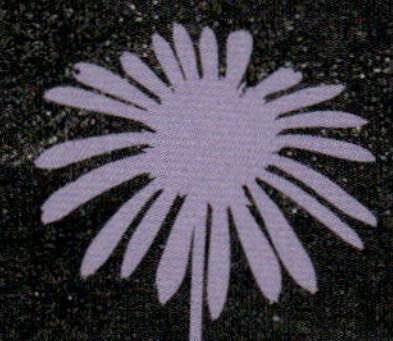

Mit Yoga und Kräutern die Nase frei machen

„Leidet der Leib, muss die Psyche mitbehandelt werden."

Sokrates

Mal wieder von allem die Nase voll? Wenn dem im Lebensalltag so ist, folgt nicht selten der passende Schnupfen dazu. Die Nase ist das erste Aufnahmeorgan für Erkältungsviren, die in der Luft herumschwirren und ein Zuhause suchen. Meistens kann die Nase mit gut durchbluteten Schleimhäuten und bei intakter Immunlage Virenangriffe oder allergene Auslöser abwehren ... manchmal aber auch nicht. Dann schwellen die Schleimhäute an, und wenn man Glück hat oder rechtzeitig mit Kräutertherapie eingreift, beginnt der Fließschnupfen in Form von Flüssigkeit jenes, was das Körpersystem stört, wieder nach außen ins Taschentuch abzutransportieren. Bei ungünstigerem Verlauf setzt sich der Schleim, der ein Produkt der Immunabwehr ist, in der Nase, in den Nasennebenhöhlen oder gar in den Stirnhöhlen fest und verweilt dort nicht selten einige Tage oder Wochen.

Die Nase opfert sich als erstes Organ, um die weitere Verbreitung einer Erkältung im Rachenraum oder in den Bronchien zu vermeiden. Wir tun also gut daran, bei ersten Anzeichen einer Schnupfennase diese erste Abwehrlinie zu unterstützen, um Schlimmeres zu verhindern. Manchmal ist jedoch eine Auszeit für einige Tage fällig, weil Körper und Geist einfach mal Ruhe brauchen. Falls man ohnehin gerade die Nase von Aufgabenstellungen in der Außenwelt voll hat oder jemanden nicht mehr riechen kann beziehungsweise nicht mehr riechen will, ist es allerdings nicht sinnvoll, bei bravem Weiterarbeiten oder Zusammensein darauf zu hoffen, dass Schnupfensymptome von alleine wieder vergehen. Außerdem verbreitet man so nur unnötig Viren an seine Mitmenschen, wenn man nicht zu Hause bleibt. Ein, zwei Tage Bettruhe, Nasenspülungen mit Salzwasser, Dampfinhalationen, Kräutergaben und sanfte Yogaübungen bringen uns schneller wieder in Form, als wenn wir uns schwächelnd, aber mit chemischen Arzneien gedopt, ins Büro schleppen.

Stellen sich zum Schnupfen zusätzlich noch Herpesbläschen auf den Lippen oder an oder in der Nase ein, sind dies Zeichen der Überforderung des Immunsystems und des gesamten Körper-Geist-Systems, das es folgerichtig auch in seiner Ganzheitlichkeit zu behandeln gilt.

Mehr und mehr Menschen leiden unter Allergien und Umweltgiften, Feinstaubbelastung und erhöhten Ozonwerten. Auch bei solchen Auslösern versucht die Nase dagegenzuhalten und das, was stört, mithilfe von Sekretabsonderung aus den oberen Atemorganen zu entfernen. Eine schnupfende Nase ist bewusst betrachtet etwas Gutes und eine Heiltherapie des eigenen Selbst. Der Körper verfügt über eine heilige Intelligenz, die sehr wohl zu unterscheiden vermag, was zu uns gehört und was nicht. Diese heilige Intelligenz können wir mit der Praxis des Yoga ehren und mit dem, was uns die Natur als Heilmittel schenkt, unterstützen.

Wichtig: Wenn Schnupfen länger als ein bis zwei Wochen andauert, ist es ratsam, einen Heilpraktiker oder eine Ärztin zu konsultieren.

Meine Kräuterempfehlungen bei Schnupfen

CAJEPUT

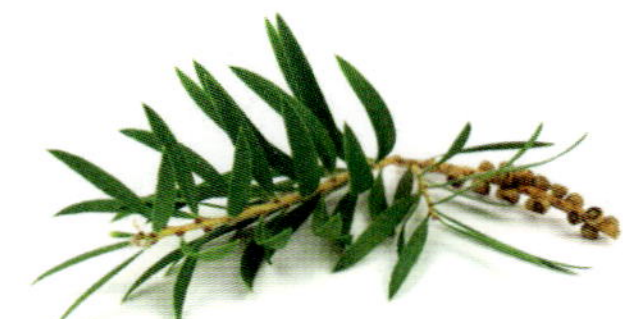

... ist ein Baum, der auf Malaysia und den Philippinen wächst und dem Eukalyptusbaum ähnlich ist. Seine Blätter riechen jedoch krautiger und ihr ätherisches Öl ist bei Schnupfen sehr wirkungsvoll, da es Viren abzutöten vermag. Das Aroma des Cajeputbaums verhilft außerdem dazu, den Geist zu klären und schwierige Situationen, von denen man die Nase voll hat, mit klarem Verstand zu lösen. Cajeputöl wird als warmer Wickel um den Hals eingesetzt (Baumwollschal mit warmem Wasser befeuchten und ca. 10 Tropfen Cajeput daraufträufeln, Hals umwickeln und einen zweiten, trockenen Schal darüber binden) oder als Einreibung von einigen Tropfen auf den oberen Brustraum angewendet. Die Heilessenz des Öls diffundiert über die Körperwärme und wird von der Nase aufgenommen.

MALVE

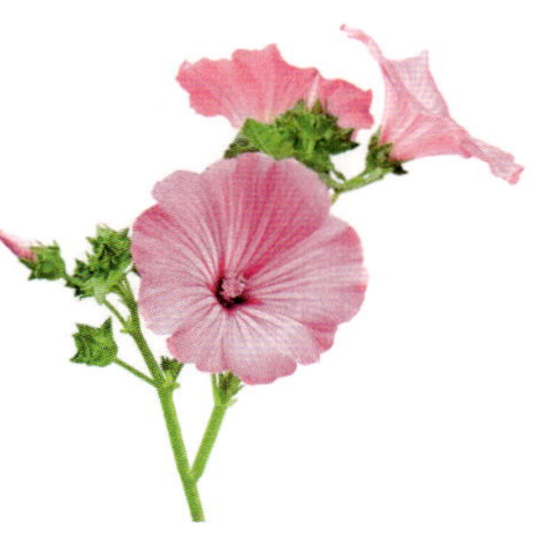

... ist ein in Vergessenheit geratenes Heilkraut, das bereits in der Bibel erwähnt wird und als schmackhafter Tee bei Schnupfen mit Fieber gute Dienste leistet. 30 bis 40 cm hoch wächst die Malve (französisch „Mauve") mit ihren typisch mauve-farbenen Blüten am Wegesrand und an Zäunen. Blüten und Blätter werden als Kaltauszug angesetzt, da heißes Wasser ihre heilenden Wirkstoffe mindert. 5 Esslöffel gewaschene frische oder getrocknete Malvenblüten und -blätter mit einem Liter kaltem Wasser über Nacht abgedeckt ziehen lassen. Das Gemisch abseihen und den Kaltauszug langsam auf Trinktemperatur erwärmen, in eine Thermoskanne gießen und über den Tag verteilt trinken.

MEERETTICH

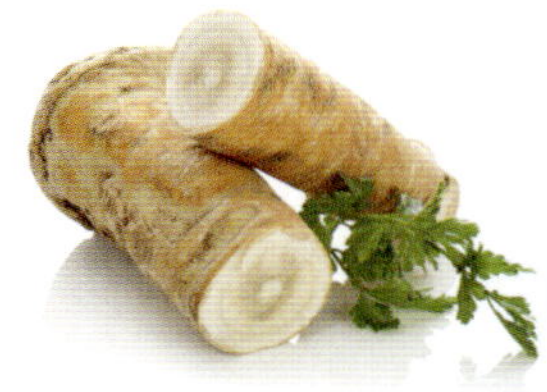

... ist ein wahrlich scharfes Heilmittel, um den Inhalt einer verstopften Nase zu verflüssigen und um das Immunsystem in seiner Abwehrarbeit zu unterstützen. Meerrettich (auch „Kreen" genannt) ist eine winterharte, bis zu einem Meter hoch wachsende Grünpflanze, die weiß blüht und zum Anbau in unseren Breitengraden bestens geeignet ist. Ihre Robustheit kommt aus der Wurzel, die bis 50 cm lang in die Erde reicht. Die Wurzel wird als Heil- und Würzmittel genutzt und greift sozusagen auch im Körper robust durch, denn ihre ätherischen Öle sind scharf und bringen Augen zum Weinen, die Nase zum Laufen und belegte Bronchien zum Abhusten. Die Inhaltsstoffe wirken antibakteriell und machen Meerrettich zu einem natürlichen Antibiotikum. Die Erntezeit der Meerrettich-Wurzeln beginnt im Herbst und kann auch über die Wintermonate stattfinden. Dies ist ein idealer Zeitrahmen zur Herstellung von Meerrettich-Honig, der als effektives Heilmittel bei Schnupfen und Erkältungen zu Hause kurzfristig zubereitet werden kann.

REZEPT

Meerrettich-Honig

- Ein ca. 8 cm großes Stück einer Meerrettichwurzel abschneiden, die 4 bis 5 cm Durchmesser hat.
- Wurzelstück waschen und schälen.
- Mit einer Küchenreibe die weiße Meerrettichwurzel zerreiben und in ein Schraubglas füllen.
- Das Glas mit Honig auffüllen (Verhältnis 50:50 Meerrettich zu Honig) und verschließen.
- Ein paar Stunden ziehen lassen und je einen Löffel des entstandenen Sirup morgens, mittags und abends einnehmen.
- Das Gemisch ist einige Tage haltbar, verliert jedoch nach einiger Zeit an Schärfe und Wirkkraft, da die ätherischen Öle des Meerrettichs sich verflüchtigen.

ÄTHERISCHE ÖLE

... sind ein wahrer Segen bei Schnupfen, weil sie hilfreich für Inhalationen oder in Duftlampen als heilsame Raumbeduftung eingesetzt werden können. Bei Schnupfen denkt man natürlich an das ätherische Öl des Eukalyptus, das nicht nur die Nase, sondern auch die Raumluft reinigt und klärt. Etwas subtiler und zitroniger ist die Essenz „Eukalyptus citriodora", von der 2 Tropfen unter die Nase gerieben reichen, um wieder tief durchatmen zu können. Das ätherische Öl der Myrte (auch „korsischer Pfeffer" genannt) befreit und beruhigt mit seinem krautig-würzigen Duft die Atemwege durch Inhalation (auf 2 Liter heißes Wasser 3 Tropfen Myrte und 2 Tropfen Cajeput verwenden). Mindestens 5 Minuten einatmen und danach ein wenig sanftes Yoga praktizieren.

Meine Yogaempfehlungen bei Schnupfen

FEUERATMUNG (BHASTRIKA, BLASEBALGATMUNG)

Wann zur Abwehr bei aufkommendem Schnupfen und nach der Inhalation mit ätherischen Ölen

Wie lange 3 x 20 Atemzüge wie beschrieben, weniger wenn die Nase komplett verstopft ist

Heilwirkungen diese Form der Atmung entfacht das innere Feuer der Abwehrkräfte

- Nase putzen, aufrecht sitzend das Kommen und Gehen einiger Atemzüge beobachten und langsam vertiefen.
- Mund während der gesamten Atemübung geschlossen halten.
- Tief und kurz einatmen und sofort wieder tief und kurz ausatmen.
- 20 Mal hintereinander wird auf diese Weise das Zwerchfell intensiv bewegt, um die Atmung profund und kraftvoll über die Nase einzuziehen und auszustoßen.

- Im Gegensatz zur Stoßatmung (Seite 71) folgt bei der Feueratmung auf jede Einatmung jeweils eine Ausatmung.
- Brustkorb und Bauchraum bewegen sich während der Bhastrika-Atemübung auf und ab wie ein Blasebalg, der Feuer anfacht (das Sanskritwort Bhastrika bedeutet „Blasebalg“).
- Nach 20 schnellen Atemzügen den Rücken runden und entspannen, dann die Atemübung gegebenenfalls noch 2 Mal wiederholen.

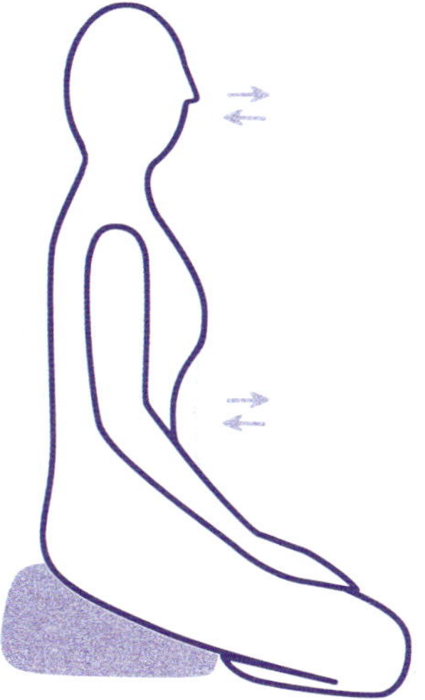

Feueratmung

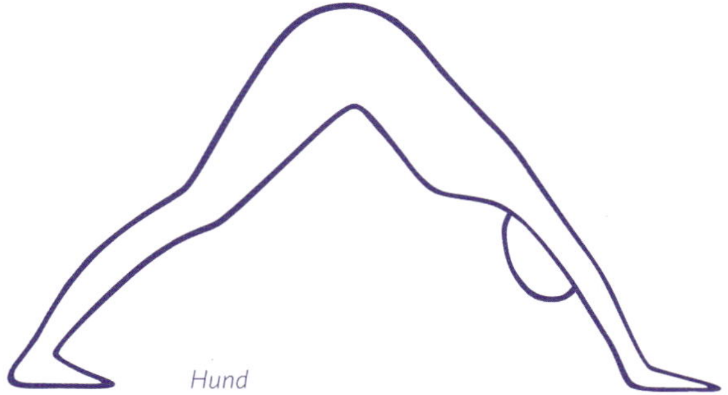
Hund

HUND-HALTUNG (HERABSCHAUENDER HUND, ADHO MUKHA SHVANASANA)

Wann tagsüber und abends

Wie lange je 3 Wiederholungen mit ca. 12 Atemzügen, sofern dies während der Ausführung keine Kopfschmerzen bereitet

Heilwirkungen durch die herabschauende Kopfhaltung lösen sich Sekrete aus Nase und Nebenhöhlen

- In der Vierfüßler-Position barfuß auf der Yogamatte platzieren.
- Zehenballen aufstellen, Finger spreizen und mit der Kraft von Armen und Beinen den Po anheben.
- Kniekehlen strecken, Fersen über dem Boden schwebend oder auf der Erde positioniert halten.
- Kopf und Nacken locker, Rücken so gut es geht strecken.
- Möglichst durch die Nase atmen, ansonsten Mund etwas öffnen.
- Nach ca. 12 Atemzügen die Knie wieder absenken und den Körper in der Kind-Haltung (Seite 29) entspannen.
- Den herabschauenden Hund zur Verstärkung der Wirkung ein zweites oder drittes Mal ausführen.

SEITENSTRECKUNG (FLANKENDEHNUNG)

Wann tagsüber und abends
Wie lange je 1 Mal zu jeder Körperseite
Heilwirkungen dehnt den Brustkorb und die Zwischenrippenmuskulatur, vertieft das Atemvolumen und befreit die Nase
Hilfsmittel Yogablock

- Mit gegrätschten Beinen längsseits auf der Yogamatte positionieren.
- Rechten Fuß um 90 Grad nach rechts drehen, linken Fuß um 45 Grad nach rechts drehen.
- Rechtes Knie anwinkeln und Oberkörper (ohne Drehung) mit der rechten Flanke zum rechten Oberschenkel absenken.
- Rechte Handfläche auf der Yogamatte oder auf dem Yogablock in Höhe der Innenseite des rechten Fußes abstützen (Knie bleibt angewinkelt).
- Linken Arm gen Himmel führen und über einen weiten Bogen in Nähe des linken Ohres ausstrecken. Die Handinnenseite zeigt zur Erde.
- Tief in die linke Flanke ein- und ausatmen.
- Um zurück zur Ausgangsposition zu kommen, den linken Arm über einen achtsamen Bogen wieder zur linken Flanke führen, Beckenbodenmuskeln anspannen, rechtes Knie strecken und langsam den Oberkörper wieder aufrichten.
- Dann die Seitenstreckung wie beschrieben nach links geneigt ausführen.

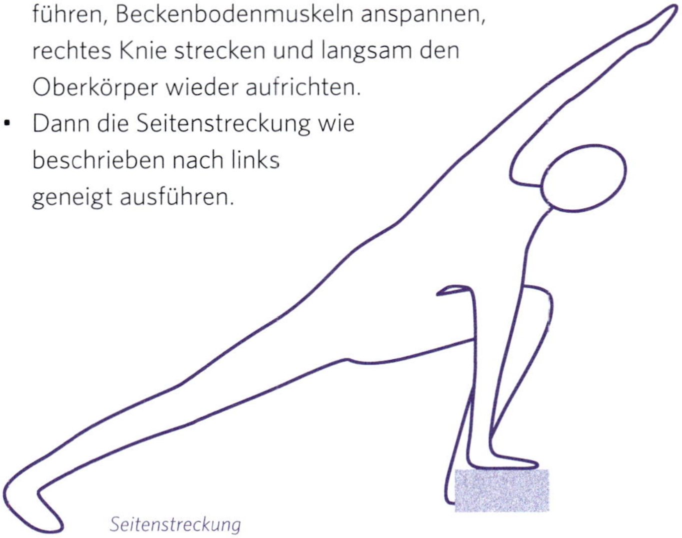

Seitenstreckung

Verdauung

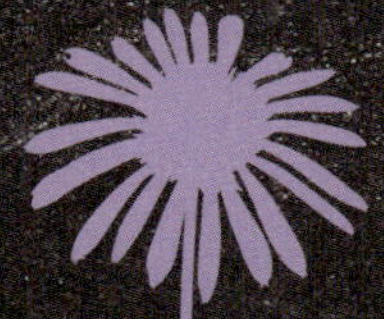

Mit Yoga und Kräutern den Darm flexibel machen

„Viel Gehen ist des Menschen beste Medizin."

Hippokrates von Kos

Der gesamte Innenbereich des Körpers ist ständig aktiv, auch wenn wir dies bewusst gar nicht wahrnehmen. Unsere Gedanken sind mit anderem und vermeintlich Wichtigerem beschäftigt, als zu denken: Jetzt atmen, jetzt Blut pumpen, jetzt verdauen. Der langwierige wie faszinierende Vorgang der Verdauung wird eigentlich nur wahrgenommen, wenn wir zum Wasserlassen oder Stuhlgang zur Toilette müssen. Was zwischen genussvoller Nahrungsaufnahme über den Mund bis zum Endprodukt Ausscheidung geschieht, läuft in der Regel automatisch ab und kommt uns vor wie eine Selbstverständlichkeit. Was aber passiert, wenn nix passiert? Was ist los, wenn der Darm verstopft ist oder wenn der Bauchraum sich bläht oder Schmerzen bereitet? Dann ist offenkundig während des ca. 12 Stunden dauernden Verdauungsprozesses etwas schiefgelaufen. Ursachen für Stuhlgangbeschwerden können im Mundraum (durch hastiges Schlucken statt dem so wichtigen gründlichen Kauen zur Anverdauung), im Magen (siehe Kapitel Magenprobleme), im Zusammenspiel zwischen Gallenflüssigkeit und Bauchspeichelsekret oder im Dünndarm, Dickdarm oder Mastdarm liegen. Die gängigsten Symptome sind Durchfall oder Verstopfung. Zu der heutigen Zivilisationskrankheiten zählt außerdem das Reizdarmsyndrom, bei dem wir Durchfall und Verstopfung im Wechsel erleben.

Gerade weil wir den Verdauungsvorgang als selbstverständlich hinnehmen, ist es umso erstaunlicher, wie unwohl wir uns fühlen, wenn der Darm nicht richtig funktioniert oder erkrankt. Von viralen Infekten abgesehen spielt die emotionale Verfassung bei der Darmaktivität eine wichtige Rolle. Manchmal frisst man im übertragenen Sinne etwas in sich hinein, was man nicht verträgt, und manchmal sitzt man lieber etwas aus, um Auseinandersetzungen zu vermeiden.

Der Darm wird auch als nach innen gestülpte Außenhaut bezeichnet, was die Beziehung zwischen dem, wie man sich in seiner Haut fühlt, und dem, was im Inneren vor sich geht, verdeutlicht. Hauterkrankungen, beispielsweise Neurodermitis, zeigen psychosomatisch an, dass man sich in seiner Haut, also in seinem Sein im Leben, nicht wohlfühlt, denn diese oder andere Hauterkrankungen hängen meist mit einer unausgewogenen Darmflora zusammen.

Hinzu kommt die überwiegend sitzende Lebensweise des Menschen, bei der Bauch- und Beckenraum permanent gestaucht werden, obwohl hier mittels Darmperistaltik gleichmäßige Bewegung zur Absorption der Nahrungsmoleküle und zum Weitertransport der Nahrungsschlacken stattfinden sollte. Sorgen und Ängste führen im Übrigen auch dazu, lieber etwas bei sich zu behalten, als loszulassen. Verstopfung ist metaphorisch symptomatisch für mangelnden Fluss und gefühlte Unfreiheit im Leben. Durchfall dagegen geht nicht selten mit einem emotionalen Schock einher.

Wie immer gilt es auch in Sachen Darm unbewusste Themen zu beleuchten, also Bewusstheit bezüglich der eigenen Gefühle und Traumata zu entwickeln. Kräuter in Kombination mit Yoga tun ihr Bestes, um die Verdauungsfunktion über den langen, langen Darmtrakt in unserer körperlichen Mitte flexibel zu halten … für alle Lebenslagen.

Wichtig: Chronische Probleme mit dem Darm können Hinweise auf ernsthafte Erkrankungen sein und sollten deswegen über Fachärzte abgeklärt werden.

Meine Kräuterempfehlungen bei Verdauungsproblemen

FENCHEL

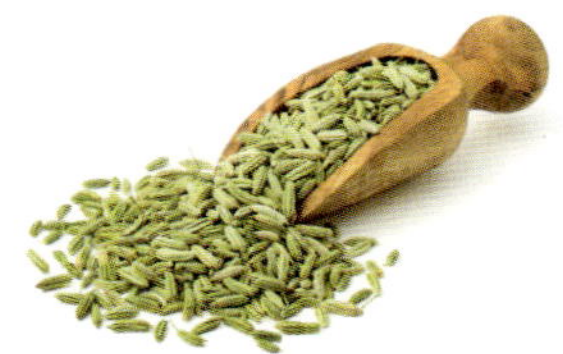

... ist ein bekanntes Heilkraut gegen Blähungen und andere Probleme mit der Verdauung. Als Gemüse regelmäßig konsumiert oder als Fenchelsamen-Tee getrunken, ist er hilfreich und für die meisten Menschen schmackhaft. Fenchel wirkt mit seinen Inhaltsstoffen entspannend, krampflösend und generell verdauungsfördernd, also harmonisierend. Selbstgemachte Verdauungstropfen mit Fenchelsamen und weiteren hilfreichen Heilkräutern helfen bei den meisten Arten von Verdauungsbeschwerden.

REZEPT

Verdauungstropfen

- 3 Esslöffel Fenchelsamen (zuvor mit dem Mörser zerdrücken),
- 2 Esslöffel zerkleinerte Löwenzahnwurzel (getrocknet),
- 5 Scheiben frische Ingwerwurzel,
- 4 Stängel frische Pfefferminze (mit der Schere klein geschnitten),
- in ein Schraubglas mit 250 ml Fassungsvermögen geben.
- 40-prozentigen Weingeist einfüllen, bis die Kräuter bedeckt sind.
- Glas verschließen und etikettieren, 4 Wochen bei täglichem Schütteln ziehen lassen.
- Abseihen, in eine dunkle Flasche füllen und bei Bedarf 10 bis 20 Tropfen dreimal täglich am besten vor dem Essen einnehmen.

PFEFFERMINZE

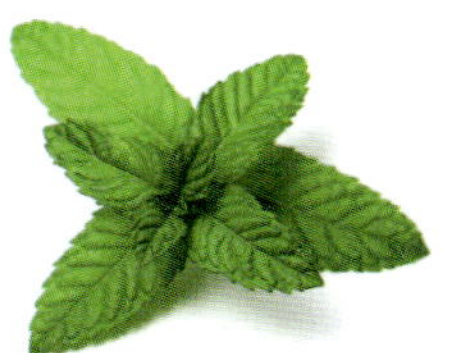

... ist ein kühlendes, beruhigendes Heilkraut, das zudem krampflösend und keimtötend wirkt. Die Pflanze enthält beste Inhaltsstoffe, um Magen und Darm bei Durchfall zu helfen und alles im Verdauungstrakt wieder ins Lot zu bringen. Frische Pfefferminze aus dem Garten oder vom Balkon ist am wirkungsvollsten und kann mit ca. 6 Stängeln auf eine Kanne heißes Wasser als Tee genossen werden. Getrocknete Pfefferminze geht auch, so sie als Tee in ganzen Blättern angeboten und nicht in Form von Teebeuteln mit nahezu zu Staub zerkleinerten Flöckchen gekauft wird, aus denen sich alle ätherischen Öle bereits verflüchtigt haben.

SCHLEHDORN

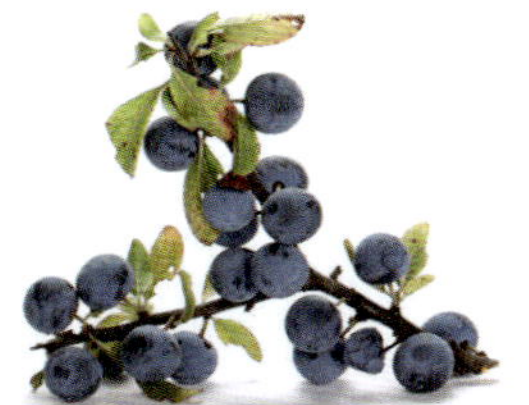

... sind Sträucher, die am Waldrand wachsen, im Frühling weiß blühen (Vorsicht beim Sammeln: Nicht mit Weißdorn verwechseln) und schließlich Beeren tragen, die Farbe und Form von kleinen Pflaumen haben. Die Beeren schmecken herb und wirken adstringierend, also zusammenziehend. Schlehenblüten wie auch die Beeren helfen gegen Verstopfung. Die Blüten werden gesammelt, getrocknet und als milder Tee getrunken, und die frischen Beeren können zu Mus verarbeitet werden (500 g Schlehenbeeren mit 150 g Zucker, 3 Gewürznelken und 1 Zimtstange verkochen und in Marmeladegläser füllen). Das Mus löffelweise als mildes Abführmittel einnehmen oder als Aufstrich auf Leinsamenbrot (Leinsamen fördert ebenfalls den Stuhlgang) genießen.

ÄTHERISCHE ÖLE

... können bei Bauchschmerzen mittels einer warmen Kompresse hilfreich eingesetzt werden. Dazu je 5 Tropfen der ätherischen Öle des Muskatellersalbei und der Kamille auf ein feucht-warmes Tuch träufeln, auf den Bauch legen und mit einem Wolltuch bedecken.

Meine Yogaempfehlungen bei Verdauungsproblemen

SITZ DES YOGI (UTKATASANA)

Wann täglich 3 Mal (morgens, mittags, abends)
Wie lange mindestens für 10 tiefe Atemzüge
Heilwirkungen die Bewegung des Zwerchfells während der Übung aktiviert die Darmperistaltik nach längerem Sitzen

- Aufrecht stehend Füße hüftbreit positionieren.
- Knie anwinkeln, dabei senkt sich der Po ab und „sitzt" in der Luft.
- Arme seitlich ausbreiten und dann gen Himmel führen, Handflächen oberhalb des Kopfes aneinanderlegen.
- Rücken und Arme leicht nach hinten beugen und zu den Händen schauen, während der Po weiter in der Luft sitzt.
- Für 10 tiefe Atemzüge oder länger verweilen, ohne den Nacken zu verkrampfen.
- Abschließend Gesicht wieder nach vorne wenden, Rücken aufrichten, Arme absenken und Oberkörper entspannt nach vorne/unten aushängen lassen.
- Anschließend den Kniekuss ausführen.

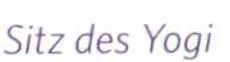

Sitz des Yogi

KNIEKUSS (UTANASANA)

Wann täglich 3 Mal (morgens, mittags, abends)
Wie lange für mindestens 10 tiefe Atemzüge
Heilwirkungen sorgt für eine intensive Durchblutung des Bauchraums und eine innere Massage des Darms

- Im Stand den Oberkörper nach vorne/unten beugen.
- Ausatmend die Unterarme an die Waden legen, dabei Ellenbogen nahe der Beine belassen.
- Einatmend die Knie strecken und mit jeder Ausatmung den Oberkörper nahe zu den Beinen ziehen („Knie küssen").
- Bei jeder Einatmung Spannung lösen und lockerlassen, damit der Innenbauch intensiv massiert wird.
- Nach ca. 10 Atemzügen oder mehr Arme locker aushängen lassen und nachspüren.
- Mit leicht gebeugten Knien und rundem Rücken sowie hängendem Kopf und Armen den Oberkörper achtsam in die aufrechte Position aufrollen, bis der Kopf als Letzter wieder aufgerichtet wird.

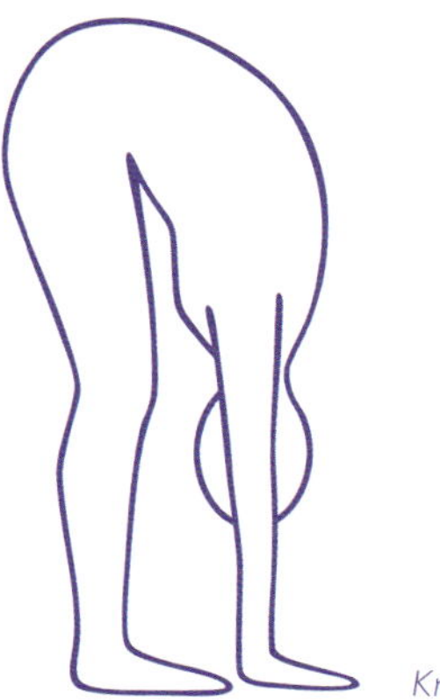

Kniekuss

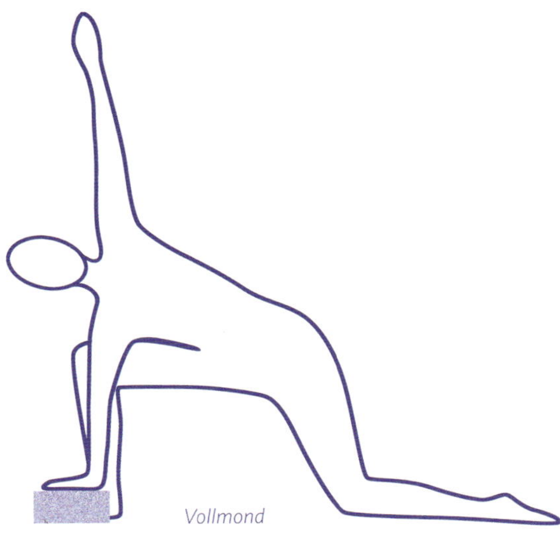

Vollmond

VOLLMOND (CHANDRASANA)

Wann täglich 3 Mal (morgens, mittags, abends)
Wie lange für mindestens 10 tiefe Atemzüge
Heilwirkungen Darmbewegung wird durch die Oberkörperdrehung harmonisiert
Hilfsmittel Yogablock

- Aus dem Kniestand den rechten Fuß nach vorne stellen und mit der ganzen Fußsohle auf der Yogamatte aufstellen.
- Becken absenken.
- Linkes, hinteres Bein ist auf dem Boden positioniert und ebenso wie der Unterschenkel und der Fuß nach hinten ausgestreckt.
- Oberkörper nach links drehen.
- Rechte Hand auf dem Boden oder auf dem Yogablock in Fußhöhe abstützen.
- Nabel und Brustbein vom Körper wegstrecken und linken Arm gen Himmel ausrichten (Handinnenseite zum Horizont wie das Gesicht).
- Blick bleibt nach vorne auf den Horizont gerichtet, verbunden mit der Imagination des aufgehenden Vollmondes, der mit seinem silbrigen Licht Heilschwingungen zum Körper sendet.

Zähne

Mit Yoga und Kräutern das Leben locker nehmen

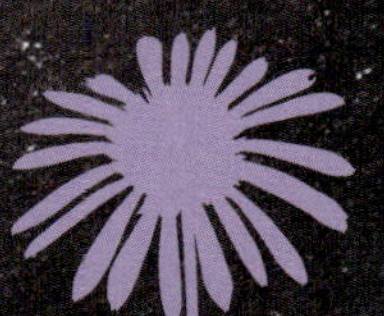

„Krankheit ist eine Art von Festigung der geistigen Haltung, man braucht nur den Geist eines Patienten zu behandeln, und die Krankheit verschwindet."

Edward Bach

Laut Statistik beißt jeder Zehnte die Zähne zusammen und leidet unter Bruxismus, wie der Fachbegriff für nächtliches Zähneknirschen heißt. Eine verspannte Kiefermuskulatur und nächtliches Zähneknirschen sind weitverbreitete Phänomene. Warum wohl? Unsere auf Leistung getrimmte und auch privat stets aktive Lebensweise lässt kaum Zeit, um in Ruhe auf einem Thema herumzukauen und sich der vielen Facetten und diversen Fragestellungen des Seins bewusst zu werden. „Die Zähne zusammenbeißen", „jemandem die Zähne zeigen" oder „vor Angst mit den Zähnen klappern" sind nur einige volkstümliche Ausdrücke, die sich mit den Zähnen befassen. Die Zähne und der Mund sind im zwischenmenschlichen Leben zentral, denn wir essen, sprechen und küssen mit dem Mund, bemalen sogar die Lippen, und unsere Zähne sind für jeden Mitmenschen sichtbar.

Chronisches und allnächtlich wiederkehrendes Zähneknirschen hat tiefenpsychologische Ursachen und multiple Auswirkungen auf das ganze Körpersystem. Betroffene nehmen meist die nächtliche Zahnarbeit selbst gar nicht wahr, leiden jedoch morgens unter steifem Nacken und einem verspannten Kiefer oder sogar Problemen mit der Schlüsselbeinmuskulatur. Welche detaillierten Ursachen den Symptomen rund um den Kiefer zugrunde liegen, zeigt sich bei einer ganzheitlichen Betrachtungsweise, die die unbewusste-emotionale Ebene miteinbezieht. Was tagsüber oder beispielsweise mittels Kontemplations- oder Meditationsritualen nicht bewusst verarbeitet wird, wird nachts während des Schlafes und in Traumphasen durchgekaut. So mindert sich die Schlafqualität, die ja eigentlich entspannte Ruhe und Regeneration bringen sollte.

Ursachen für das Zähneknirschen sind also psychologisch und auch physisch bedingt. Muskuläre Verspannungen des Nackens führen zu Verspannungen der Kiefermuskulatur. Auch Verspannungen im Beckenbereich hängen – über den Verbindungsweg der Wirbelsäule vom Steißbein bis zum Kopfansatz – mit Verspannungen des Kiefers zusammen. Nächtliches Zähneknirschen ist die Folge, aber auch tagsüber sitzen wir oft mit zusammengebissenen Zähnen, ernster Miene und zusammengepressten Pobacken vor dem Bildschirm und versuchen, Aufgabenstellungen konzentriert zu lösen. Nachts versucht der Körpers mentale wie physische Verspannungen zu lösen, verursacht allerdings durch Bruxismus noch mehr Verspannungen. Die Botschaft des Körpers an den vernunftbegabten Menschen ist eigentlich deutlich: „Mir ist das alles zu viel. Bitte hilf mir!"

Ganz ehrlich betrachtet ist es wirklich weder sinnvoll noch angenehm, Druck, Probleme und Ängste mit ins Bett zu nehmen ... dort wo doch unser Nest sein sollte und wo wir uns wohlig fühlen und erholen möchten. Wie wäre es, wenn man zu einem abendlichen Ritual zurückfindet, bei dem man die Ereignisse des Tages (oder was uns aus früheren Lebensjahren in den Sinn kommt) aufschreibt und beispielsweise imaginäre Gespräche mit jemandem führt, auf den man wütend ist, und dabei alles ausspricht und niederschreibt, was Zum-auf-die-Zähne-Beißen nervt. Bei regelmäßiger, täglicher Praxis solcher Bewusstseinsarbeit werden viele Probleme innerlich, und in der Folge auch wie von Zauberhand äußerlich, gelöst, weil wir aufhören, alles in uns hineinzufressen. Resultat dieses Abendrituals wird sein, dass wir die Erlebnisse des Tages lockerer nehmen und vielleicht sogar über Mitmenschen wohlwollend lachen können, die auch nur – wie wir selbst – wandelnde Seelen auf diesem Planeten sind. Lachend ins Bett zu gehen ist die bestmögliche Hilfe gegen Kieferverspannung.

Zeit für ein Abendritual aufzubringen ist eine bewusste persönliche Entscheidung und Ehrerbietung an den Körper, der unserer Seele als umhüllendes Gefäß in diesem Leben liebevolle Dienste leistet. Diese Liebe mit einer halben Stunde Yoga, Meditation und Kräuterteezeremonien zu erwidern, ist im wahrsten Sinne der Worte „recht und billig".

> **Wichtig: Chronischer Bruxismus kann Folgen für Zähne, Gebiss und Halswirbelsäule haben. Zahnärzte beraten und empfehlen gegebenenfalls Lösungen.**

Meine Kräuterempfehlungen bei Zähneknirschen

BALDRIAN

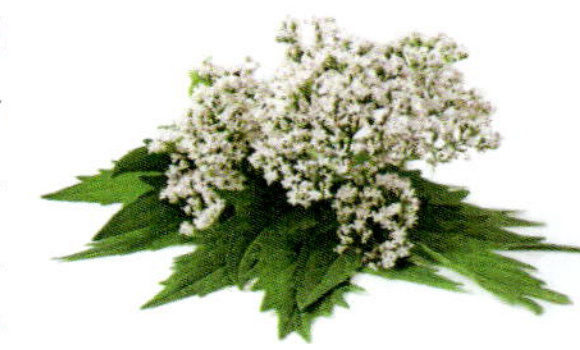

... ist ein populäres Heilkraut, das entspannend, entkrampfend und schlaffördernd wirkt. Und wer tief schläft, klappert oder knirscht weniger mit den Zähnen. Psychisch wirkt Baldrian zudem angstmildernd, was bei den kleinen und großen Aufgaben, die das Leben dem Menschen abfordert, hilfreich ist. Das Baldriankraut wird über einen Meter hoch. Seine zart duftenden rosa Blütenstände strecken sich weit nach oben und stellen sich kräftig gegen jeden Wind. Diese Ruhe und Widerstandskraft vermittelt Baldrian mit seinen Wirkstoffen auch an den Menschen und hüllt ihn in erholsamen Schlaf. Baldriandragees zur abendlichen Einnahme sind in der Apotheke erhältlich, und getrocknete Baldrianblüten können als Duftkissen im Bett als zusätzliche Einschlafhilfe dienen.

BEIFUSS

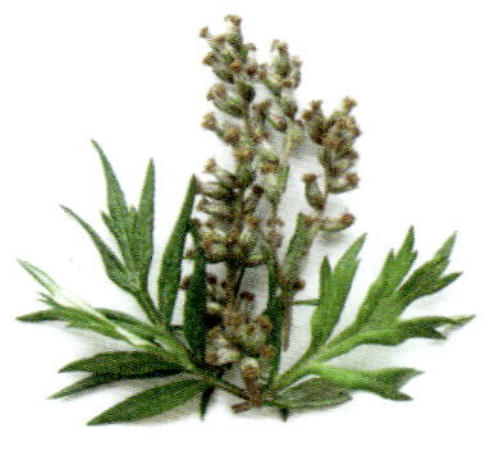

... hat dunkle Blätter und zarte Blütenrispen, die am Wegesrand zu finden sind und ein bisschen wie ein Staubwedel aussehen. Seine Inhaltsstoffe wirken stärkend, erwärmend und helfen gegen kalte Füße und Hände, die man hat, wenn man ängstlich ist. Beifuß wird eine magische Schutzwirkung zugeschrieben, die nach einem germanischen Mythos der Gott Thor demjenigen gewährt, der Beifuß bei sich trägt. In jedem Fall hilft Beifuß, das Leben lockerer zu nehmen und mit beiden Beinen und Füßen fest im Leben zu stehen.

REZEPT

Schlaffördernder Abendtee

- 1 Teelöffel getrocknete Beifußblätter,
- 1 Teelöffel getrocknete Baldrianblüten,
- 1 Teelöffel getrocknete Melissenblätter
- mit 250 ml heißem Wasser übergießen,
- 5 Minuten ziehen lassen, abseihen und mit 1 Teelöffel Honig gesüßt in kleinen Schlucken trinken.

MUSKATNUSS

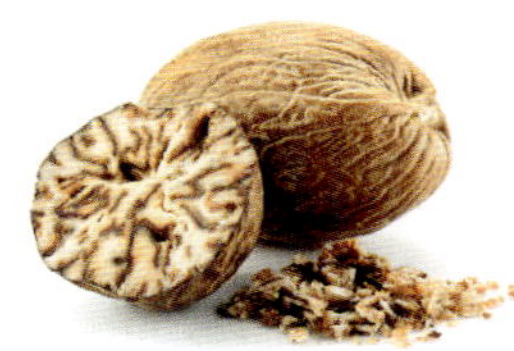

... fördert den Tiefschlaf und – und das ist kein Widerspruch – die Konzentrationsfähigkeit, die letztendlich Klarheit im Geiste bedeutet. Zudem wirkt Muskatnuss wärmend und krampflösend, was zusätzlich hilfreich gegen nächtliches Zähneknirschen ist und auch am Tage nützlich gegen angespanntes Zusammenbeißen der Zähne sein kann. Als Schlaftrunk wird geriebene Muskatnuss (1 gestrichener Teelöffel) in Milch kurz aufgekocht und mit etwas Honig gesüßt eine halbe Stunde vor dem Schlafengehen getrunken, auf dass man in wohlige Träume hinweggleitet.

ÄTHERISCHE ÖLE

... können auch nachts zur Raumbeduftung eingesetzt werden, wenn diese entweder (im Sommer) auf das Kopfkissen geträufelt werden oder (im Winter) in eine kleine Wasserschale gegeben werden, die auf dem warmen Heizkörper steht, sodass die Flüssigkeit ohne notwendiges Kerzenlicht verdunstet. Das ätherische Öl der Muskatnuss, Lavendelöl oder das Öl von Linaloeholz (die Öle können beispielsweise jede Nacht abgewechselt werden, um herauszufinden, welches von ihnen auf den individuellen Körper am besten wirkt) sind beim Thema Zähneknirschen heilsame Aromatherapie gegen Stress, Ängste und unruhigen Schlaf.

Meine Yogaempfehlungen bei Zähneknirschen

BECKENSICHEL

Wann täglich, am Abend nach dem Arbeitstag
Wie lange für 30 Atemzüge oder länger
Heilwirkungen Beckenmuskeln und Beckengelenke (Hüftgelenke und Iliosakralgelenk) werden gelockert, was reflektorisch auch auf den Nacken- und Kieferbereich übertragen wird

- In der Rückenlage die Knie anwinkeln und die Füße hüftbreit (nicht breiter) sowie in einem lockeren Abstand zum Po auf der Matte aufstellen.
- Kinn leicht Richtung Brustbein ausrichten, um den Nacken lang und locker von der Erde tragen zu lassen.
- Arme und Hände liegen nahe, jedoch locker neben dem Oberkörper.
- Nun das Steißbein als Malstift visualisieren und mit der Bewegung des Beckens eine Schale oder Sichel, die zum Oberkörper hin geöffnet ist, malen.

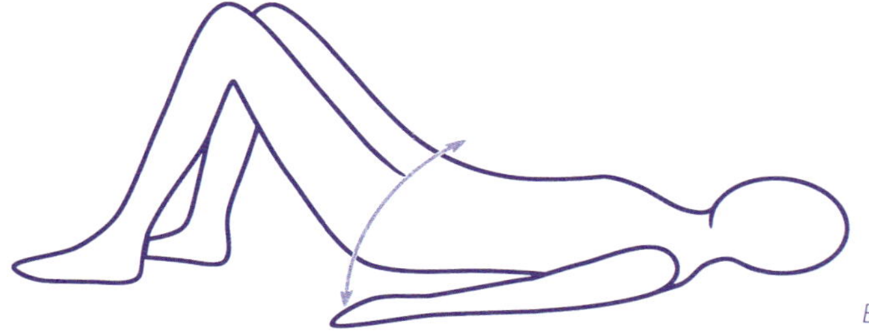

Beckensichel

- Dabei wird die rechte Hüfte zuerst gen rechte Achsel bewegt, danach die linke Hüfte gen linke Achsel.
- Die Bewegung des Beckens wird nicht nach oben, also nicht gen Himmel, sondern nur durch Hüftbewegungen am Boden reibend ausgeführt, sodass eine Sichel gezeichnet wird.
- Langsam ausführen, solange es guttut (mindestens 30 Mal) und dabei auf lockeren Schultergürtel und Nacken achten.
- Abschließend Knie zum Bauch ziehen, Knie/Beine umarmen und jeweils ausatmend näher zum Körper ziehen.

KAMEL (USTRASANA-VARIANTEN)

Wann täglich, am Abend nach dem Arbeitstag
Wie lange 2 bis 3 Mal 10 tiefe Atemzüge
Heilwirkungen dehnt unter anderem den vorderen Hals und die Kiefermuskulatur

- Im Fersensitz auf der Yogamatte positionieren.
- Hände hinter den Füßen auf der Matte platzieren (Finger zeigen Richtung Körper).
- Variante 1: Nur den Po etwas anheben, Brustbein strecken, Kopf ganz wenig nach hinten neigen.
- Variante 2: Becken anheben, Bauch- und Brustbein strecken, Rücken nach hinten beugen, Kopf sanft nach hinten neigen.
- Variante 3: Die Hände auf die Fersen stützen, Po und Becken komplett anheben, Rücken und Kopf achtsam nach hinten neigen.
- In der Haltung tief atmen, nach ca. 10 Atemzügen wieder zurück in den Fersensitz kommen und in der Kind-Haltung (Seite 29) nachspüren, bevor die Kamel-Haltung ein zweites oder drittes Mal wiederholt wird.

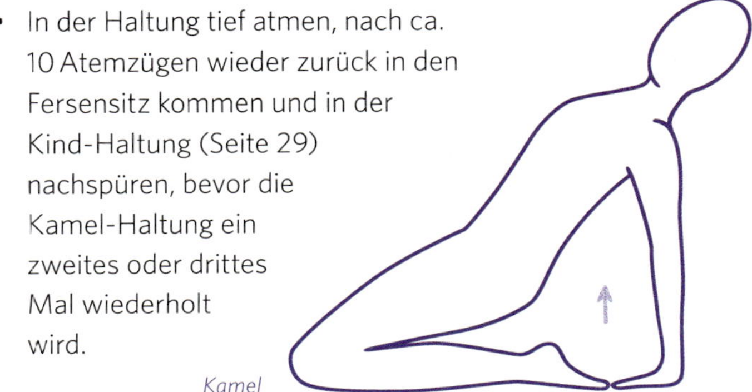
Kamel

ELEFANT (VARIANTEN)

Wann täglich, am Abend nach dem Arbeitstag
Wie lange für 15 tiefe Atemzüge zu jeder Körperseite
Heilwirkungen dehnt den Schulterbereich und lockert die Halswirbelsäule und Kiefermuskeln

Variante 1 (für Anfänger in Bauchlage):

- Aus der Bauchlage auf der Yogamatte mit den Händen abstützen und die Schultern (zuerst) und den Kopf (folgend) aufrichten.
- Hände nun so platzieren, dass die Arme gestreckt sind.
- Linke Hand mittig vor dem Körper positionieren.
- Rechten Arm unter der linken Achsel hindurchführen und auf der Erde gerade ausstrecken. Handinnenseite zeigt zum Himmel.
- Oberkörper auf der rechten Schulter ablegen.
- Linkes Bein wird zur Stütze in der Bauchlage .
- Oberkörper und Kopf nach links drehen und das Gesicht mit rechter Wange zur Matte hin ablegen.
- Linken Arm in einem Bogen über das linke Ohr zum Boden führen und die linke Hand stützend auf der Matte ablegen.
- Mindestens ca. 15 Atemzüge so verweilen, dann die linke Hand wieder zum Abstützen nutzen und den rechten Arm unter der linken Achsel herausziehen.
- Oberkörper und Kopf absenken, Arme nach hinten legen, Gesicht zur Lockerung des Nackens nach rechts drehen.
- Anschließend Arme und Kopf wieder mittig zur Ausgansposition platzieren und diese Übung zur rechten Seite ausführen.

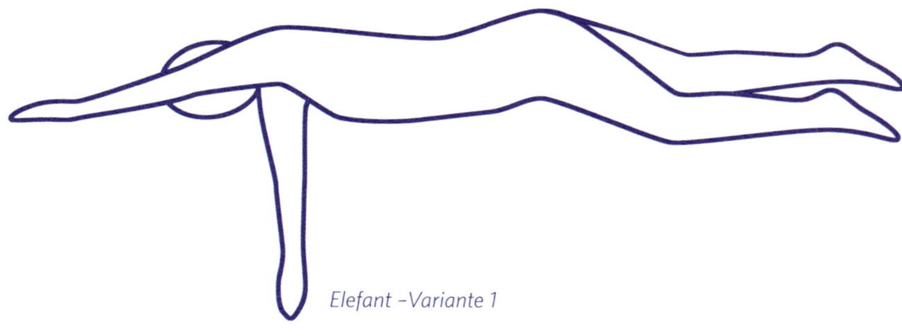

Elefant –Variante 1

Variante 2 (für Geübte):

- In der Vierfüßler-Haltung den linken Arm mittig platzieren.
- Rechten Arm unter der linken Achsel hindurchführen und auf der Erde gerade ausstrecken. Handinnenseite zeigt zum Himmel.
- Oberkörper auf der rechten Schulter ablegen.
- Kopf dabei nach links drehen und das Gesicht mit rechter Wange zur Matte ablegen.
- Linken Arm in einem Bogen über das linke Ohr zum Boden führen und die linke Hand stützend auf der Matte ablegen.
- Wie unter Variante 1 beschrieben für ca. 15 Atemzüge halten und anschließend Übung nach rechts blickend ausführen.

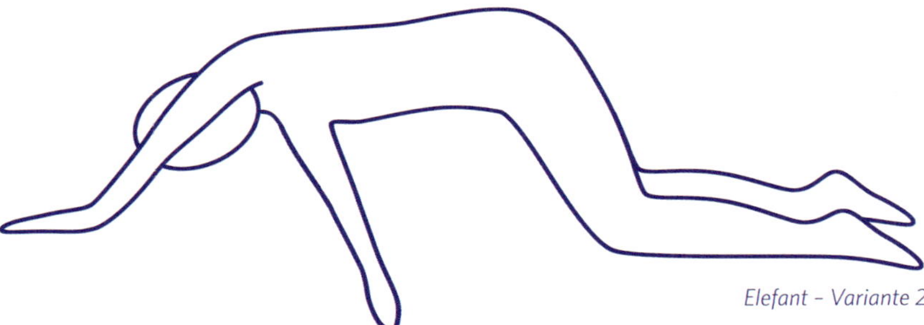

Elefant – Variante 2

Nachklang

Machen wir uns immer wieder bewusst: Die Erde schenkt uns während Gesundheit und Krankheit, während Arbeit und Freizeit, während Yogapraxis und Ruhezeiten wie überhaupt im ganzen Leben tragende und schützende Stabilität. Die Erde trägt uns mit ihrer fürsorglichen Energie und sie nährt uns mütterlich mit ihren Gaben aus der Natur und der Kräuterwelt. Und der Himmel schenkt uns Weite und Licht, er nährt uns mit dem Atem, den wir brauchen, um uns mit der Natur und mit Yoga sowie Meditation über das ganze Leben hin zu Höherem zu entwickeln. Erde und Himmel schenken uns alles, was wir für langhaltende Gesundheit benötigen.

Ich wünsche allzeit allen Menschen vitale und lichtvolle Bewusstheit im Einklang mit der Schöpfung.

Birgit Feliz Carrasco

„Die wirksamste Medizin
ist die natürliche Heilkraft,
die im Inneren
eines jeden von uns liegt."
Hippokrates von Kos

Bezugsquellen

KRÄUTER

Getrocknete Kräuter

www.herbathek.com
www.jomu-gerstengras.de
www.kraeuter-kuehne.de
www.snatureck.at

Frische Kräuter im Topf zum Anpflanzen

www.naturkraeutergarten.de

Kräuterbox zum Selbstziehen und Anbautipps

www.garten-fraeulein.de

ÄTHERISCHE ÖLE BESTER QUALITÄT

www.primaveralife.com
www.etherischeoele.de
www.snatureck.at

HILFSMITTEL ZUR HERSTELLUNG VON KRÄUTERÖLEN UND SALBEN

www.aromaundnatur.de
www.spinnrad.de
www.brunozimmer.de

HEILMITTELFIRMEN

www.soluna.de
www.phoenix-lab.de
www.walaarzneimittel.de
www.weleda.de

HOCHWERTIGE WEIHRAUCHPRODUKTE

www.weihrauch-apotheke.de

KLANGSCHALEN- UND MEDITATIONSMUSIK

www.edition-richart.de

Übersicht Asana, Kräuter, Öle

KAPITEL	ASANAS	KRÄUTER	ÖLE
Augen *Seite 25*	• Kind • Rückenlage mit Augenkissen • Augenübung nah und fern	• Kamille • Lavendel • Ghee	• Sandelholz • Weißtanne • Lavendel
Blase *Seite 32*	• Mutter • Beckendrehung *(Beine zu Seite)* • Kreisel *(Suppe umrühren)*	• Preiselbeeren/ Cranberrys • Bärentraube • Goldrute	• Mischung zur Massage des Unterbauchs: Johanniskraut, Teebaum, Thymian, Bergamotte, Sandelholz
Bluthochdruck *Seite 39*	• Berg • Acht *(Lotusblüte im Liegen)* • Schlafloser Schlaf	• Weißdorn • Ackerschachtel-halm • Petersilie	• Rose • Lavendel
Burn-out *Seite 49*	• Atemwelle • Schlafender Fisch • Schulterstand	• Bergamotte • Gewürznelke (und Zimt) • Wermut	• Neroli • Blutorange • Limette
Gelenke *Seite 57*	• Rücken-Flow *(Vierfüßler, Katze-Pferd-Hund)* • Knie-Flow *(Halbmond-Knie-kuss-Dreieck)* • Schulter-Flow *(Kolibri)*	• Kurkuma • Weihrauch • Beinwell	• Fichte • Birke • Wintergrün
Husten *Seite 67*	• Stoßatmung • Dreieck sitzend • Dreieck stehend	• Thymian • Eibisch • Tanne	• Eukalyptus • Kiefernnadel • Niaouli

Abwehr *Seite 75*	• Happy Yogi • Pendel dynamisch • Sonnengruß *(Stand, Happy Yogi, Kniekuss, Halbmond, Vierfüßler, Hund, Bauchlage, Kobra Varianten 1 bis 3)*	• Sanddorn • Apfelessig, selbstgemacht • Ingwer/Pfeffer/ Zitrone	• Angelikawurzel • Manuka (echter Teebaum) • Rosmarin • Clementine
Kopfschmerzen *Seite 86*	• Krokodil in Rückenlage • Nackendehnung • Eigenumarmung	• Mädesüß • Majoran • Waldmeister	• Kardamom • Orange • Pfefferminze
Magen *Seite 94*	• Drehsitz • Krokodil Bauchlage • Kobra	• Bertram • Gelber Enzian • Wacholder	• Kamille • Geranium
Menstruation *Seite 101*	• Beckenkippen • Bodenkuss • Halbmond	• Frauenmantel • Löwenzahn • Mönchspfeffer • Schafgarbe • Verbene (Eisenkraut) • zusammen als Tee-Mischung • Rosmarin	• Zistrosen • Muskatellersalbei • Zypresse
Ohren *Seite 109*	• Mantra OM • Baum • Tänzer	• Hopfen • Königskerze • Passionsblume	• Vetiver • Palmarosa • Orange
Schlafen *Seite 117*	• Wechselatmung • Schütteln • Engel-Mudra	• Goldmohn • Johanniskraut • Melisse	• Zirben • Lavendel • Sandelholz
Schnupfen *Seite 125*	• Feueratmung • Hund • Seitenstreckung	• Cajeput • Malve • Meerrettich	• Eukalyptus citriodora • Eukalyptus • Myrte
Verdauung *Seite 133*	• Sitz des Yogi • Kniekuss *(stehend)* • Vollmond	• Fenchel • Pfefferminze • Schlehdorn	• Muskatellersalbei • Kamille
Zähne *Seite 140*	• Beckensichel • Kamel • Elefant	• Baldrian • Beifuß • Muskatnuss	• Muskatnuss • Lavendel • Linaloeholz

Über die Autorin

Birgit Feliz Carrasco ist eine renommierte Autorin zahlreicher Bücher und außerdem Heilpraktikerin, Yogalehrende und Bloggerin. In ihrer Heilpraxis arbeitet sie seit 2003 als Yoga- und Meditationstherapeutin mit ratsuchenden Menschen. Sie channelt Botschaften aus der feinstofflichen Welt und hält Seminare. Ihre Bücher und die Gespräche mit Menschen zielen stets darauf ab, Kopf, Herz und Seele wieder miteinander zu verbinden, um jeden Tag im Leben bewusster und liebevoller zu gestalten.

Weitere Informationen zu finden unter: *birgitfelizcarrasco.com*

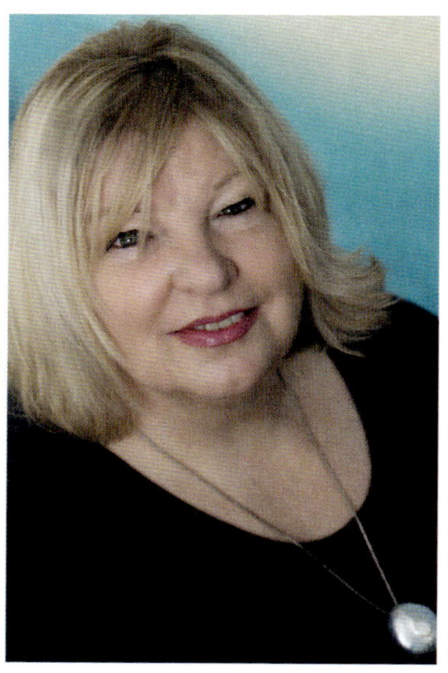

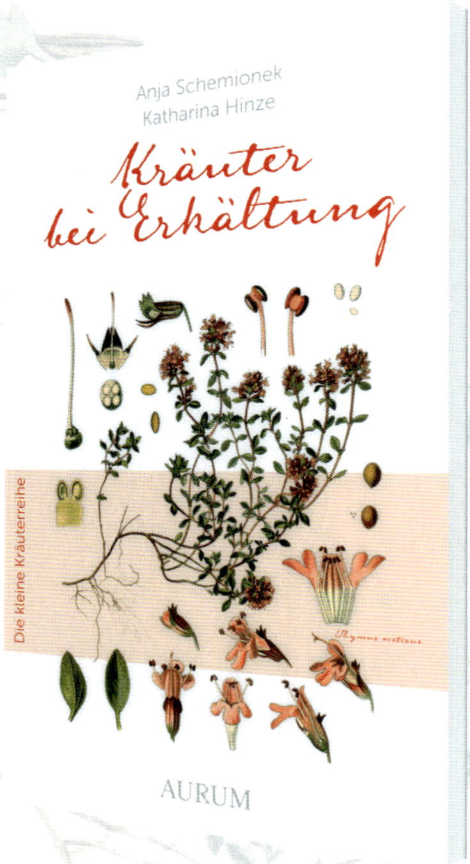

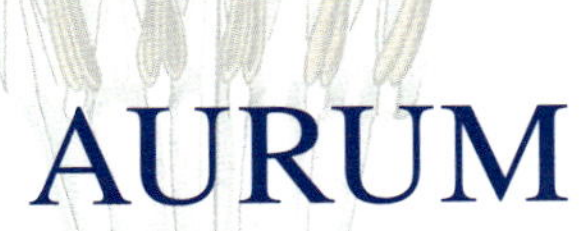
AURUM

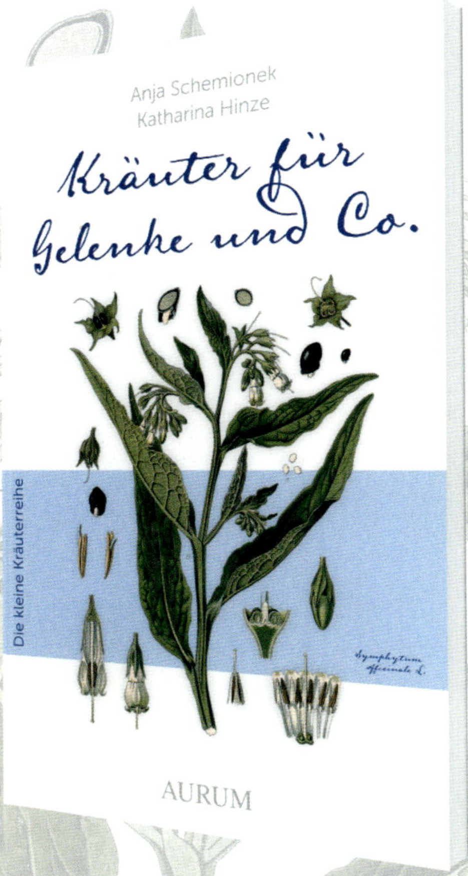

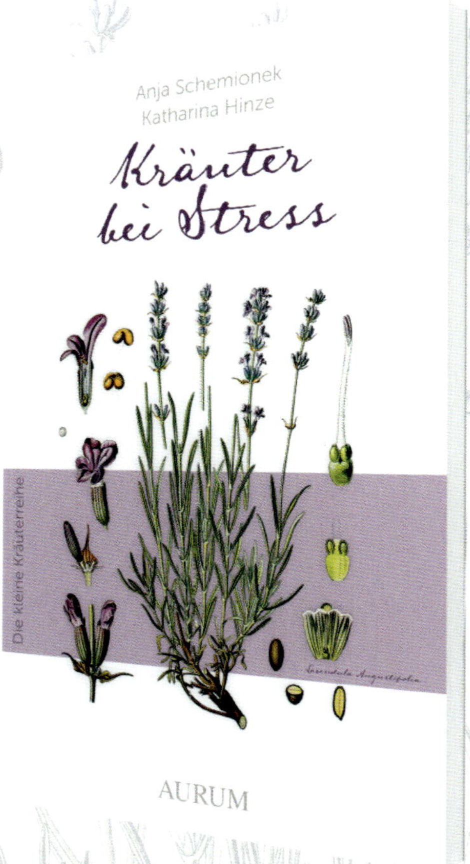

Natürlich und wirksam

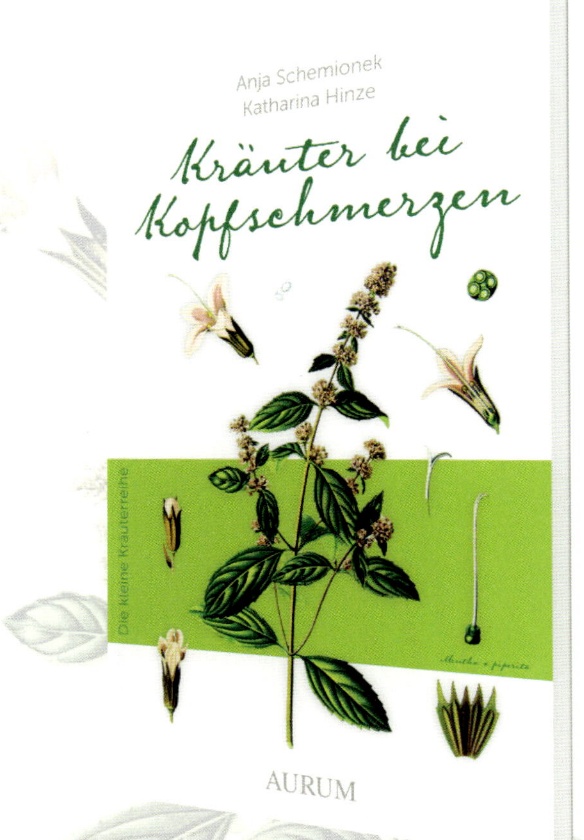

Meist ist die Ursache für Kopfschmerzen unbekannt, daher greifen die Betroffenen schnell zu Schmerztabletten. Dabei gibt es andere, sanftere Möglichkeiten!

Das neue Buch „Kräuter bei Kopfschmerzen" stellt solche Lösungen vor und gibt konkrete Tipps und Anregungen, wie man Kräuter hier hilfreich einsetzen kann. Ein praktisches Büchlein für jeden Haushalt!

Dr. Anja Schemionek & Katharina Hinze

Kräuter bei Kopfschmerzen

128 Seiten | Broschur | durchgängig vierfarbig

978-3-95883-365-4

AURUM